メディアが書けない

新型タバコの本当のリスク

The real risk of new tobacco and tobacco-like products

アイコス、グロー、プルーム・テックの科学

田淵貴大
TAKAHIRO TABUCHI

内外出版社
NAIGAI PUBLISHING

はじめに

日本全国のコンビニエンスストアには、タバコ会社が作った加熱式タバコの広告看板が立ち並び、加熱式タバコのパンフレットがあふれている。

ご存知だろうか、これが、世界の中で、日本だけで起きている現象だということを。

２０１４年に日本とイタリアの一部の都市限定で加熱式タバコ、アイコス（ＩＱＯＳ）の販売が開始され、２０１６年に世界で初めて日本が全国的にアイコスを販売している国となった。そして、２０１６年10月時点で日本がアイコスの世界シェアの96％を占めた。ほとんど全てのアイコスは、ここ日本で使われている。すなわち、日本が新しいタバコ、新型タバコ、加熱式タバコの実験場になっているのだ。

加熱式タバコに関する情報は、タバコ会社が提供するものしか出回っていない。そのため、多くの人はタバコ会社の言うことをそのままに受け止めてしまっている。

実は、タバコ会社は意図的に、加熱式タバコには害がないと誤解させるようなプロモーション活動を行っている。それで、多くの人がまじめな顔で、「加熱式タバコにはほとんど害がないんですよね？」とか「加熱式タバコなら子どもの前で吸っても安全ですよね？」などと筆者に質問を寄せてくる。あまりにも多くの人が誤解させられている事態に筆者はショックを受けた。

これまでの加熱式タバコに関する情報のほとんどは、タバコ産業が発表したものだ。「このタバコの新製品は、今までのタバコ製品と違ってクリーンで害が少ない」と。このタバコ会社からのメッセージは、決して目新しいものではない。タバコ会社は、これまでもずっとタバコを少し改変しては、同じメッセージを繰り返し発表してきた。過去には、タールの少ないタバコが発売された。人々はタールの少ないタバコのほうが安全だと信じたが、タールの少ないタバコも従来のタバコと害は変わらなかったのだ。

現在のところ、アイコスやプルーム・テック（Ｐｌｏｏｍ ＴＥＣＨ）といった加熱式タバコ製品が今までのタバコ製品よりも害が少ないという証拠はない。

それどころか、加熱式タバコから出る有害物質など加熱式タバコの有害性に関して科学的に吟味された学術論文が次々に発表されてきているのだ。徐々に、加熱式タバコについて判断を下すための資料、科学的根拠、疫学データ等の情報が集まってきている。

社会は成熟してきている。

筆者の子ども時代や社会人になったばかりの頃の社会と比べて、現在の日本社会はルールや規範がより整い、成熟してきていると感じている。

他人のタバコの煙を吸わされることによる健康被害の問題、すなわち受動喫煙の問題についても社会は一歩一歩改善してきている。

子どもの頃に乗った新幹線の自由席は、タバコの煙が充満していて、煙たく、喉がイガイガして気持ち悪くなり、目も痛くなり、つらかった記憶がある。今でも一部、喫煙車両が運行されているが、禁煙の車両を選べば、タバコの煙に悩まされることは格段に少なくなった。

まだまだ受動喫煙の対策は不十分だという声があちこちから聞こえてきそうだが、２０１８年には改正健康増進法(1)が可決され、日本社会も受動喫煙を防止する社会へと確実に舵《かじ》をきっているのである。

そんな中で、日本では新型タバコ問題が突如として現れた。

タバコ問題に取り組んできていた我々が一切関知しない状態で、新型タバコである加熱式タバコのプルームおよびアイコスが日本で発売されたのである。単にタバコ会社は、新しいタバコの銘柄の発売を開始するのと同じように、いつも通りに財務省に加熱式タバコの発売を申請し、承認されただけなのだ。しかしその時点では、その加熱式タバコは世界中のどの国でもまだ発売されていない、紙巻《かみまき》タバコとはかなり違ったタイプのタバコであり、おそらく誰にもそれを簡単に許可すべきか否か判断はつかないはずのものであった。

それでも日本では簡単に発売が開始されている。

発売の承認にあたり、何らかの議論があったという話さえ聞こえてこなかった。おそらく今までにも販売されたことのある電子式のタバコ製品の一種ということで、簡単に認可されたのだろう。今までの電子式のタバコ製品と同様に、たいして売れない、と考えられたのかもしれない。

ところが、今回の新型タバコはブレークした。これには財務省も驚いたことだろう。加熱式タバコではたばこ税の計算方法もうまくバランスがとられていなかった。売れるとなると税収の面で大きな違いが出てくる。すぐに税制は変更され、加熱式タバコという新しいカテゴリーが作られた。

成熟してきていた日本社会にあって、突如として出てきた新型タバコ、タバコ会社も加熱式タバコがブレークするとは予想していなかったかもしれない。それは加熱式タバコのブレーク当初、しばらく品薄状態が続いたことからもわかる。

（1）健康増進法が改正され、当分の間の経過措置はあるものの、飲食店などの多数の者が利用する施設では原則屋内禁煙とすることが決められた。

新しい未知の問題に対して、我々はどのように取り組むべきなのか？

誰も予想していなかった事態である。

この日本での事態を受けて、加熱式タバコを禁止した国もある。しかし、日本は世界で初めて加熱式タバコの販売を許可した国であり、今更すぐに禁止とはできない。

個人としても、社会としても、国としても、新型タバコと向き合わなければならない。もうすでに新型タバコは日本で社会に浸透しつつあるのだ。

新型タバコにはメリットもデメリットもありそうだ。新型タバコ問題に限らず、世の中の問題のほとんどは、あるかないかのゼロイチではなく、程度の問題である。新型タバコに対してどのように対応するべきなのか、情報も経験も、議論も足りない。


現在、世の中に出回っている新型タバコに関する情報は、タバコ会社の息がかかったものばかりだ。テレビ、新聞、雑誌、コンビニやタバコ店の看板、ありとあらゆるメディアで宣伝、広告、販売促進活動が積極的に展開されている。

タバコ会社は、あたかも病気になるリスクが低いかのように伝わる広告メッセージを意図的に広めている。そのため、多くの人は、新型タバコにはほとんど害がないと誤解しているようだ。まずは、それは誤解だと伝えておきたい。

本書では、新型タバコに関する今（２０１９年１月）ある最新の情報を伝える。

本書の内容は、新型タバコとは何か（**第1章**）、新型タバコの何が問題なのか（**第2章**）、新型タバコから出ている有害物質（**第3章**）、タバコ会社のマーケティング戦略（**第4章**）、新型タバコの人体影響（**第5章**）、新型タバコの社会影響（**第6章**）、新型タバコへの対処方法（**第7章**、**さいごに**）である。

さらに、**第2章**で明らかにする「加熱式タバコにまつわる10の疑問」について本書は回答を示す。次のページに示す10の疑問である。多くの読者はこのうちのいずれかの疑問点に関心があって、本書を手に取ってくれたのではないかと思う。

それぞれの疑問点について、今の段階で得られる情報、科学的根拠や学術的論理に基づき回答した。

本書は新型タバコを扱っているが、その中でも加熱式タバコに大きく焦点が当てられている。なぜなら、日本では、新型タバコの中でも加熱式タバコがブレークしているからだ。本書の**第3章**以降では、まず加熱式タバコに焦点を当てた内容から始めて、必要に応じて電子タバコについて述べるという構成をとった。

加熱式タバコにまつわる10の疑問についてどの章で回答されているのか、ここにも示しておく。

疑問（1）：加熱式タバコから有害物質は出ない？➡第3章
疑問（2）：加熱式タバコには、ニコチンは含まれない？➡第3章
疑問（3）：加熱式タバコは新商品であって、イノベーションの成果？➡第4章
疑問（4）：加熱式タバコはかっこいい精巧な電子機器？➡第4章
疑問（5）：加熱式タバコは、自分自身の健康にほとんど害がない？➡第5章
疑問（6）：加熱式タバコは、他人への害（受動喫煙の被害）がない？➡第5章
疑問（7）：加熱式タバコの害は、紙巻タバコよりもまし？➡第5章
疑問（8）：加熱式タバコの害は、まだ何もわかっていない？➡第7章
疑問（9）：加熱式タバコに替えて配慮したのだから、いいでしょ？➡第7章
疑問（10）：加熱式タバコはいいものだから、どんどん勧めるべきでは？➡第7章

目次

第3章 新型タバコから出ている有害物質

第4章 タバコ会社のマーケティング戦略

第6章 新型タバコのリスク② 社会影響

第7章 新型タバコ時代を生き抜くには？

図表一覧

第1章

日本だけでブレーク！ 新型タバコとは何か？

KEY POINTS

▼ 新型タバコとは加熱式タバコと電子タバコのことを指す。加熱式タバコと電子タバコは別物。

▼ 2016年4月放送の「アメトーーク！」を見ると、アイコスを吸うようになる確率が3倍に。

▼ アイコスの世界シェアの96％が日本。すなわち、日本人がアイコスの実験台になっている。

1 加熱式タバコと電子タバコを合わせて新型タバコと呼ぶ

これまでずっとタバコといえば紙巻タバコであった。それが当たり前すぎて、かえって紙巻タバコと言うと「それは何のことですか？」と聞く人もいる。紙巻タバコの代表的ブランド、セブンスターやメビウス（かつてのマイルドセブン）、マルボロと言えば、ほとんどの人は聞いたことがあるだろう。ところが最近、日本のタバコ市場には新しいタバコ商品が投入され、タバコ業界にかつてない大きな変化が訪れている。新型タバコ、すなわち加熱式タバコと電子タバコの登場である。本書では、加熱式タバコと電子タバコを合わせて〝新型タバコ〟と呼ぶ。

皆さんは、加熱式タバコや電子タバコとは一体どういった商品なのか、ご存知だろうか？もし、すでに詳しく知っているのであれば、本書を読む必要はないかもしれない。ただし、その情報源がタバコ会社や電子タバコの会社だけだということであれば、本書を読み進めることをお勧めする。なぜなら、商品を販売している会社からの情報が、その会社にとって都合のいい情報だけに偏っているというのはよくある話だからだ。特にタバコ会社というのは自社に都合のいい情報しか提示しないのが問題であると世界中で指摘されている。

現在、新型タバコ、特に加熱式タバコに関する情報は、ほとんどがタバコ会社を情報源としたものとなっていて、新型タバコに関する客観的な情報はほとんど一般の人たちに届けられていない。

加熱式タバコは、海外ではHeated Tobacco Productsと呼ばれ、日本では加熱式タバコという呼び名よりも、商品名であるアイコスやプルーム・テック、グロー（ｇｌｏ）といったほうがなじみがあるだろう。２０１４年に世界的タバコ会社フィリップモリス・インターナショナル社（以下、フィリップモリス社）は世界に先駆けて、日本でアイコスの販売を開始した。日本たばこ産業株式会社（以下、ＪＴ）およびブリティッシュ・アメリカン・タバコ社は２０１６年から加熱式タバコ、プルーム・テックおよびグローをそれぞれ販売開始した。市場に新しく登場した加熱式タバコは今の日本で最も話題性の高い商品の１つと言っても過言ではない。テレビ、新聞、雑誌など各種メディアで積極的な広告宣伝・販売促進活動が展開され、ぞくぞくと新商品が投入されているのである。

加熱式タバコは、従来の紙巻タバコのようにタバコの葉に直接火をつけるのではなく、タバコの葉を加熱してニコチン等を含んだエアロゾルを発生させる方式のタバコである。アイコスおよびグローでは、それぞれの専用電子デバイスにより、タバコの葉を含む専用のスティックを２４０～３５０度に加熱し、ニコチン等を含む気体状のエアロゾルを発生させ、吸引する（図表

図表1-1　加熱式タバコの構造

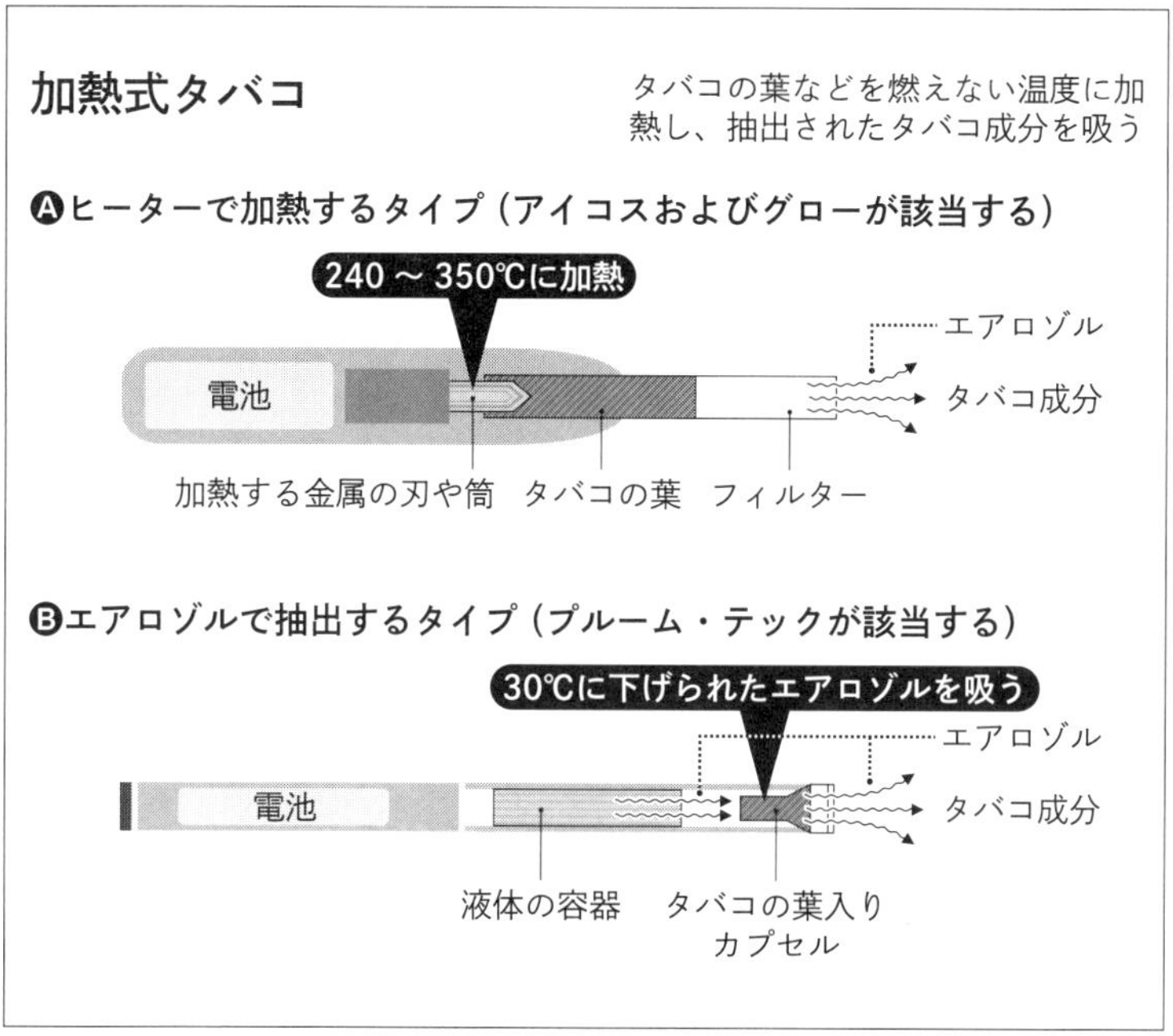

（出典）朝日新聞社提供の資料に加筆修正

1-1Ⓐ）。一方、プルーム・テックでは、粉末状のタバコの葉を含む専用カプセルに、グリセロールやプロピレングリコール等を含む溶液を加熱して発生させたエアロゾルを通して、ニコチン等をエアロゾル経由で吸引する仕組みとなっている（図表1-1Ⓑ）。プルーム・テックではタバコの葉がある部分での温度が30度程度と低くなっており、ここが低温であることが産生される有害物質量が少ないことと関連し

図表1-2　電子タバコの構造

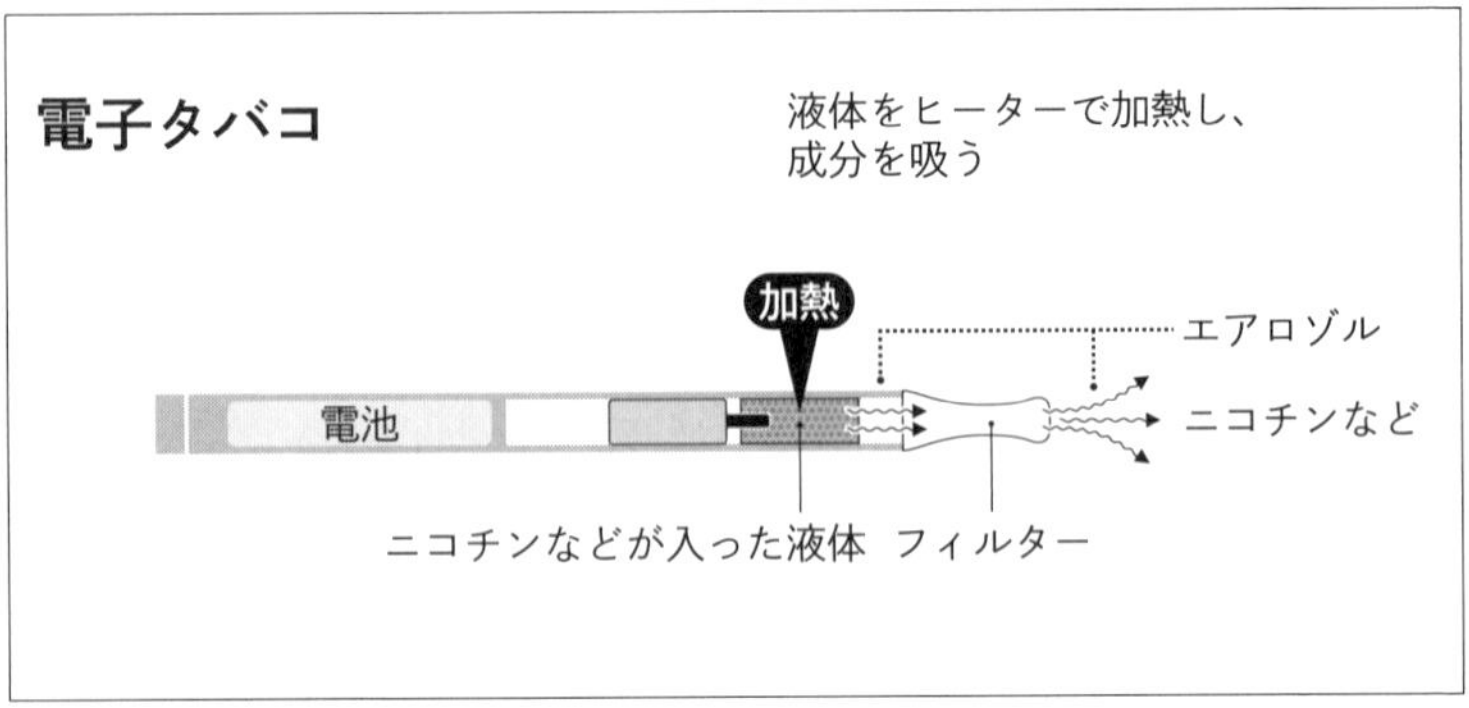

（出典）朝日新聞社提供の資料に加筆修正

ている。

プルーム・テックと電子タバコはよく似た構造をしている。電子タバコでは、吸引器に専用の溶液（リキッド）を入れ、コイルを巻いた加熱器で熱し、発生したエアロゾルを吸い込む（図表1-2）。この基本構造は共通で、電圧が調節可能であったり、リキッド容量の大小があったりなど、さまざまな電子タバコ製品が開発されてきている。溶液には、ニコチンや果物などさまざまな香りの人工香料、グリセロール、プロピレングリコールといった液体を用いる。しかし、日本では、ニコチン入りの電子タバコ用リキッドは医薬品医療機器等法（薬機法、旧薬事法）により禁止されている。日本では電子タバコが市場に登場した際、ニコチンはタバコではない、ニコチンを薬物として扱う、ニコチンは毒物であるから規制しなければならないという論理のもと、ニコチン

図表1-3　紙巻タバコの構造

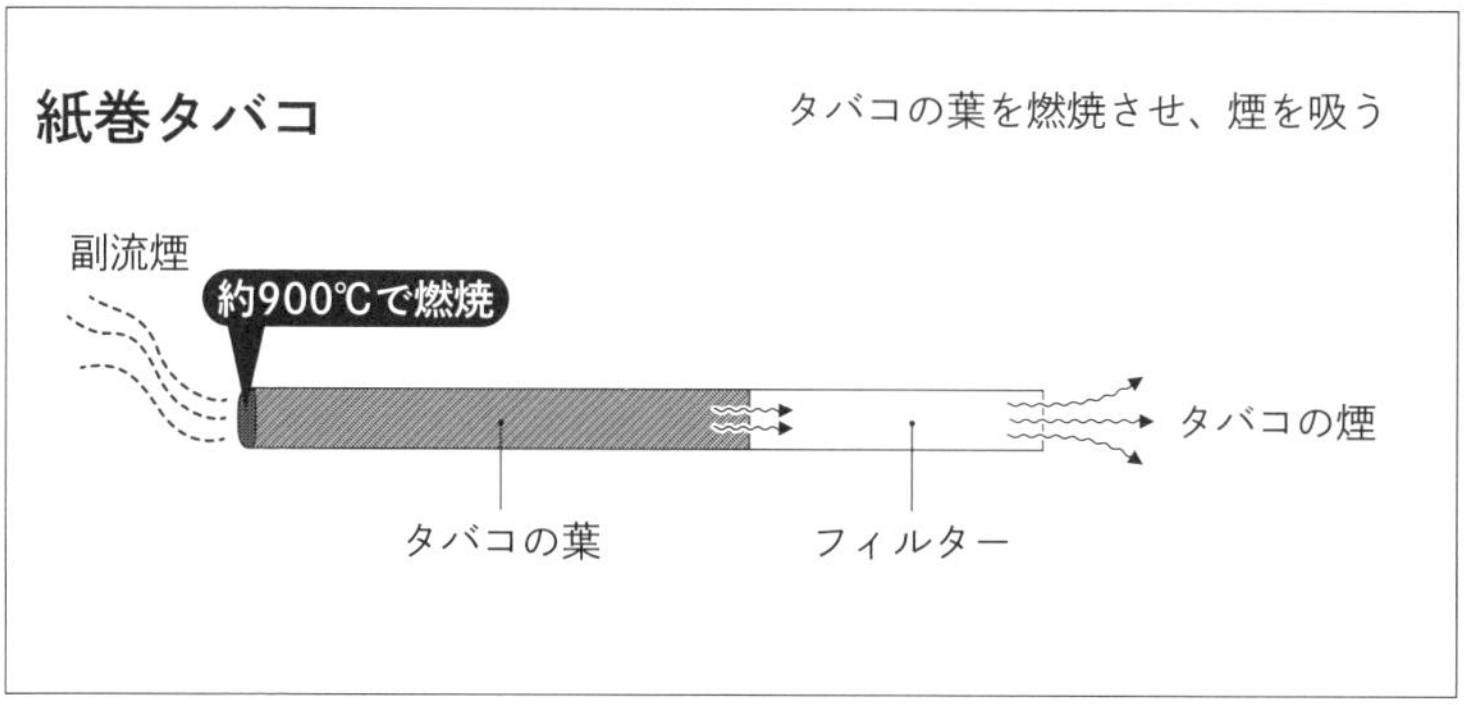

（出典）朝日新聞社提供の資料に加筆修正

入り電子タバコを規制しているのである。そのため、日本で販売されている電子タバコ用のリキッドには、原則ニコチンは含まれていない。ただし、個人輸入などでニコチン入りリキッドを使用することは許容されており、日本でもニコチン入りリキッドを使っている人もいる。一方、ニコチンが含まれない電子タバコ用リキッドについては法的規制の枠組みが存在せず、未成年者に対してすらも禁止されていないのが現状である。電子タバコ業界における自主規制があるのみであり、本当に未成年者に売られていないのか実態は十分に把握されていない。

念のため、紙巻タバコの構造も示しておく（図表1-3）。タバコの葉を紙で巻いたものの先端に火をつけて、フィルター部分に口をつけて空気を吸い込むと、約900度で燃焼する。そして、発生した煙を吸い込む。タバコの煙にはニコチンや多くの化学物質が含まれる。紙巻タバコでは「煙」を吸い込むのに対して、新型タバコでは「エアロゾル」を吸い込む。エアロゾルという用語について筆者は特に強いこだわりを持ってはいないが、我々の業界ではこう使い分けるようにと最近決められた。この新型タバコから出るエアロゾルは単なる水蒸気ではない。新型タバコのエアロゾルに含まれる化学物質や有害物質については**第3章**で取り上げる。

加熱式タバコと電子タバコは何がどう違うのだろうか？

新しいタバコをどう分類して扱うのかについては少しややこしい話になっている。

製品の構造だけをみれば、ＪＴの加熱式タバコ、プルーム・テックは電子タバコととてもよく似ている。プルーム・テックでは加熱したエアロゾルをタバコ葉入りのカプセルに通して吸引するのに対して、電子タバコではニコチン入りもしくはニコチンを含まないリキッドを加熱してエアロゾルにして吸引する。

加熱式タバコと電子タバコは、日本ではタバコの葉を用いるかどうかによって法律上の分類が異なっているだけであり、タバコの葉を使っているのが加熱式タバコ、タバコの葉を使っていないのが電子タバコである。タバコの葉を使用している加熱式タバコはたばこ事業法という法律において、加熱式タバコにぴったりあてはまる分類がなかったため、タバコ会社によりパイプタバコとして申請され、承認された。電子タバコで使用されているニコチンリキッドは実はタバコの葉から抽出されて作られるのであるが、タバコの葉ではないという扱いになっていて、薬物として扱われる。ニコチンリキッドは薬機法により禁止されているのである。日本の法律上の分類では、加熱式タバコはタバコとして管理される一方、電子タバコはタバコではないのである。

電子タバコは英語では electronic cigarette（e-cigarette）または vapor（ベイパー）と呼ばれる。日本では e-cigarette に対する訳語として電子タバコというタバコの文字を含む言葉が一般に使用されており、文字通り「電子タバコ」はタバコの一種だと考えている人が多いようである。私も日本の多くの人々と同様に、電子タバコはタバコの一種として扱えばよいのではないかと考えているのであるが、それは簡単には許してもらえない。

世界的に使用されている英語の名称（e-cigarette）には、タバコ（tobacco）という文字は含まれていない。世界的には英国など紙巻タバコに替えて電子タバコを使用することを積極的に推奨している国があり、紙巻タバコは悪いものだが電子タバコ（e-cigarette）は悪いものではない、電子タバコ（e-cigarette）はタバコ製品ではないと、タバコ研究業界の権威者が主張しているのである（このあたりの詳細は**第5章第7節**で述べる）。そのため、英文論文で電子タバコ（e-cigarette）をタバコ製品だとして記述すると英国のタバコ研究業界の権威者から、「電子タバコはタバコではない」とややこしい指摘を受けることとなる。本書は日本語の書籍であるから、加熱式タバコと電子タバコを合わせて新型タバコと呼んでいるが、世界的な英文論文では同じように定義されていないのである。

新型タバコ関連の英文論文や海外からの情報を読む場合には、ちょっと注意が必要なのである

（この内容は、**第6章第1節**へと続く）。

新型タバコの外観、代表的なブランド名の例および規制の状況を表にまとめて示す（図表1-4）。ご覧の通り、形態・形状は製品によって大きく異なる。電子タバコには、紙巻タバコにしか見えない外観のもの（タバコ型）やペン型、タンク型といったリキッド容量が多く、電圧を調整できるタイプのものもある。この**図表1-4**では電子タバコのブランド名として11種を例示しただけだが、世界には500種類以上の電子タバコブランドがある。

ここまで新型タバコの構造や外観、法律的な扱いについて述べてきた。しかし、ここまでの話だけでは新型タバコについて何が問題となるのか、さらに何を知らなければならないのか、まだご理解いただけていないであろう。新型タバコ問題を理解してもらうために、まずは日本における新型タバコ使用の実態について知っておいてもらいたい。

図表1-4　新型タバコとブランド、その規制

製品種別および外観の例	ブランド名の例	該当する日本の法律と規制の状況
加熱式タバコ 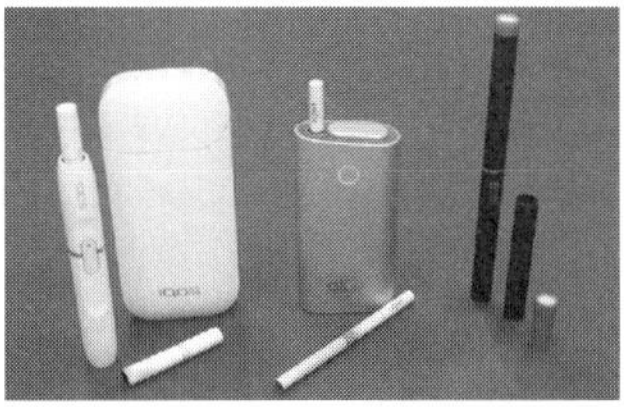	左から順に、 アイコス（IQOS）、 グロー（glo）、 プルーム・テック （Ploom TECH）	たばこ事業法によりパイプタバコとして管理されている。
使い捨てのタバコ型電子タバコ 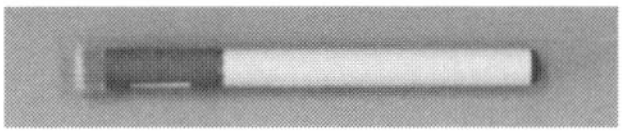	使い切り NEO タバコ （写真）、 NJOY、 Flavorvapes	薬機法（旧薬事法）によりニコチン入りの電子タバコは規制されており、ニコチン入りの電子タバコは公には販売されていない。一方、ニコチンが含まれない電子タバコについては法的規制が十分ではなく、未成年者に対しても禁止されていない（自主規制があるのみ）。
充電式のタバコ型電子タバコ 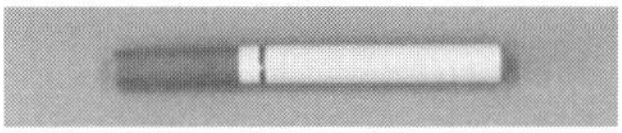 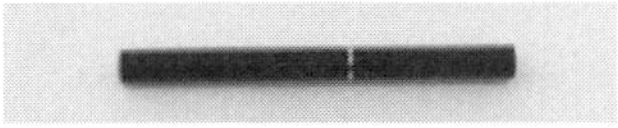	Premium Smoker （写真上段）、 Joyetech 510 （写真下段）、 Blu、GreenSmoke	
充電式のペン型電子タバコ 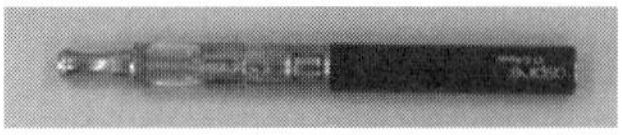 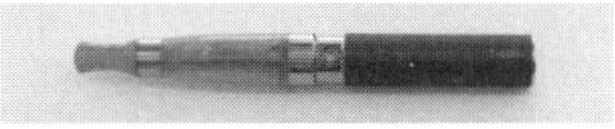	Aspire（写真上段）、 Ego-T（写真下段）、 Vapor King Storm	
充電式のタンク型電子タバコ 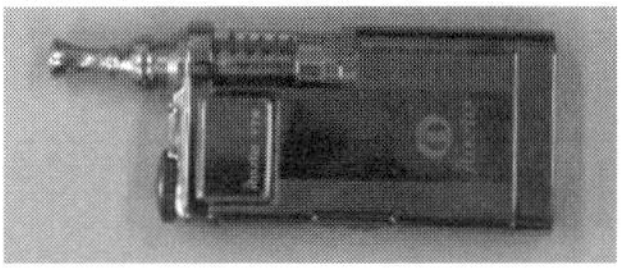	iTaste VTR（写真）、 Volcano Lavatube	

※筆者ら研究グループが写真撮影（2016～2017年）

2 新型タバコに火をつけたのは「アメトーーク!」!?

皆さんは新型タバコにどのくらい関心を持っているだろうか?

人々が何にどの程度関心を持っているのかを知るための1つの指標としてグーグル（Google）検索ボリュームというものがある。現在の日本では約90％の人がインターネットにアクセスすることができ、そのうちの約60％の人がグーグル検索を使用している。グーグル社が無料で提供しているグーグル・トレンド（Google Trends）というサービスを利用すれば、世界中の人々がグーグル検索でどんなキーワードをどれだけ、いつからいつの間に検索したのか時系列でグーグル検索ボリュームのデータを得ることができる。グーグル検索ボリュームは指定した条件下（キーワード、期間、国などの地域）において最も多い検索数を１００として計算される数値である。例えば、「サッカー」というキーワードを入力し、「過去5年間」という期間、「日本」という地域を指定すると、**図表1-5**のようなグラフが得られる。日本で２０１８年6月24日〜30日の1週間において「サッカー」の検索数が最も多く、検索ボリュームの数値が１００であった。

２０１４年6月と２０１８年6月に高いスパイクが認められ、ちょうどサッカーのワールドカップが開催された時期と一致しているとわかる。サッカーワールドカップが開催されると人々

図表1-5　Google Trends による検索例

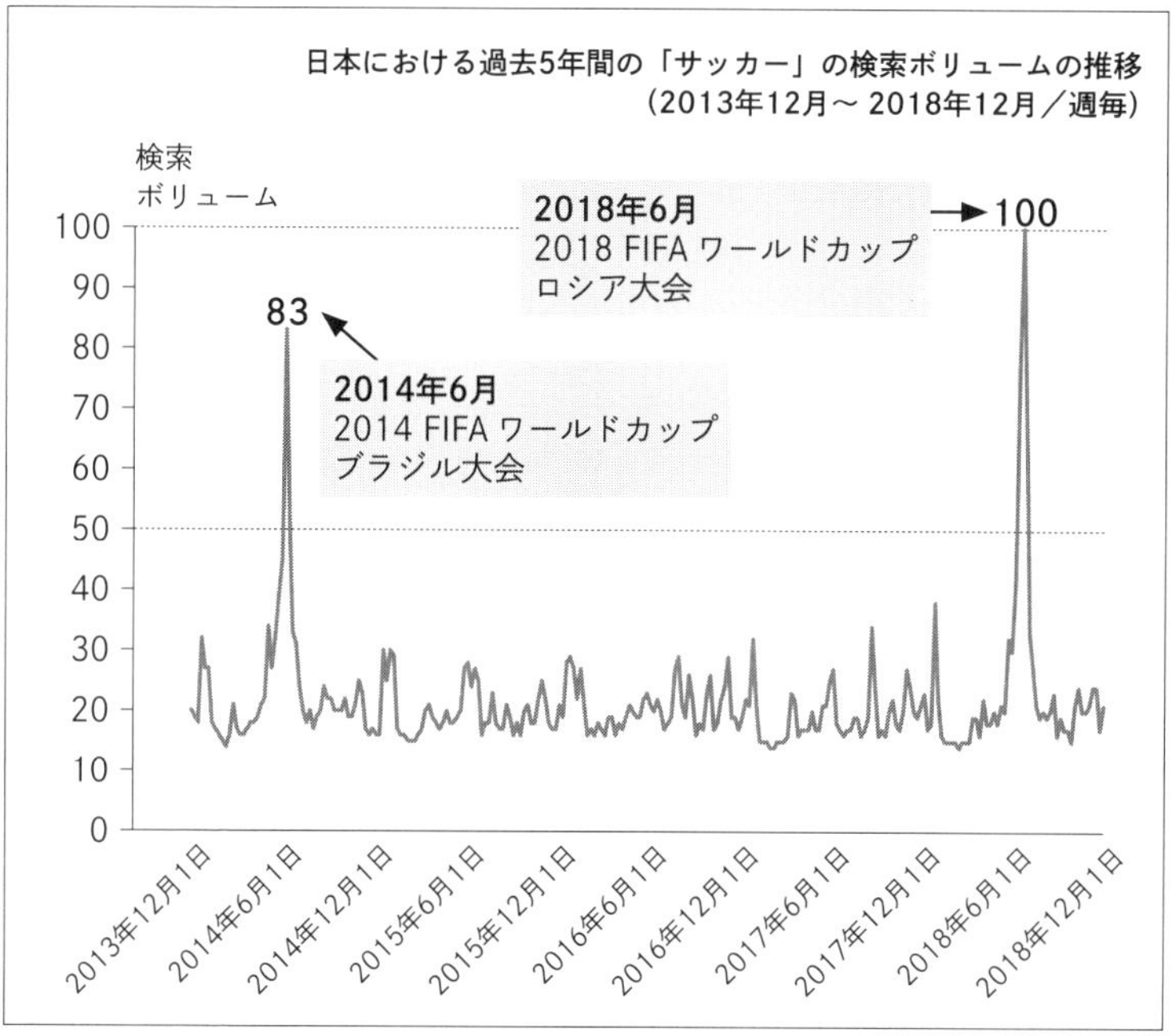

(出典) Google Trends　https://trends.google.co.jp/trends/

のサッカーへの関心が高まり、「サッカー」というキーワードを普段よりも多くグーグル検索で検索しているのである。このようにグーグル・トレンドのデータは、世界の、あるいは日本の人々がどんなキーワードに関心を示しているのかを知るための指標にできる。

日本国内でどれだけ「アイコス（ＩＱＯＳ）」や「グロー（ｇｌｏ）」といった単語が検索されていたのか筆者が調べたグーグル・トレンドの結果を示

す。日本での２０１３〜２０１７年における検索数（検索ボリューム）の推移を示したのが図表１‐６である。ここでは日本語と英語など複数のキーワードを統合した数値としている。

例えば、アイコスは日本語の「アイコス」と英語の「ＩＱＯＳ」を合算している。２０１６年４月にアイコスの検索数が爆発的に増加していた。

その時、何があったのだろうか？

なんと、２０１６年４月28日に放送された人気テレビ番組「アメトーーク！」で「最新！　芸人タバコ事情」と題して加熱式タバコ、アイコスが紹介されていたのである。「アメトーーク！」は午後11時過ぎからの放送だが、非常に人気のある番組で視聴率も高い。これまでにも「アメトーーク！」で紹介された電化製品などの新製品がちまたで売り切れになるなどの事象が起きていた。「アメトーーク！」で人気芸人たちが自分たちがなぜアイコスを使うようになったのか？どんなふうにアイコスを使っているのか？　アイコスや喫煙にまつわるエピソードが面白おかしく伝えられたのだ。

筆者も「アメトーーク！」が好きで、いつも必ず録画して見ていたため、この出来事にもすぐに気付いた。そしてその回の「アメトーーク！」の放送により日本でのアイコスへの関心が高められた事実を調査し、論文にまとめ出版したのである。[1]今回の知見は、テレビといったメディアが人々に与える影響は非常に大きいことをあらためて認識させられる出来事であった。

図表1-6　Google Trends：新型タバコの検索ボリュームの推移

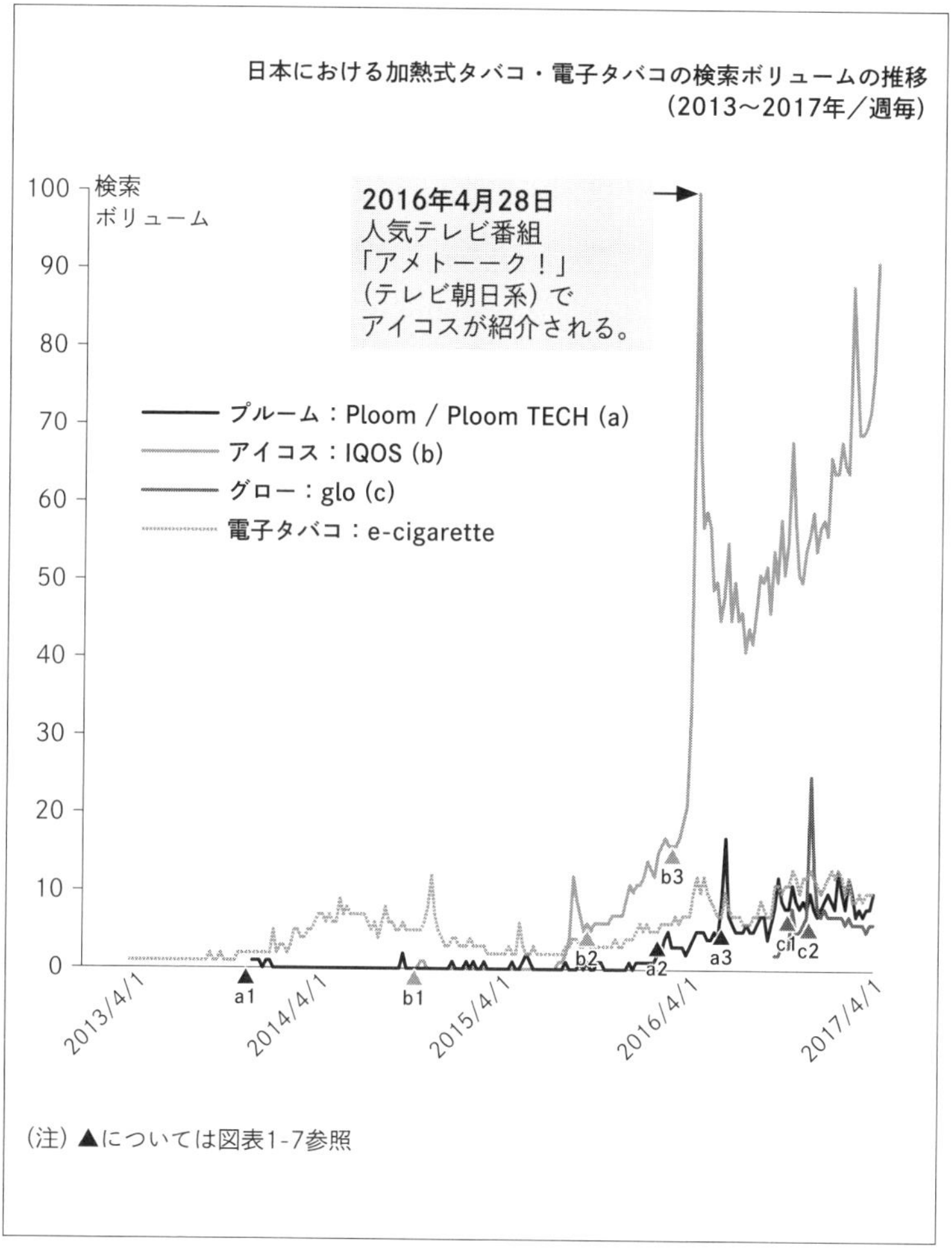

（出典）Tabuchi et al. Tob Control. 2018;27(e1):e25-e33

図表1-7　加熱式タバコの販売年表

プルーム・テック	▲ a1	2013年12月	プルーム・テックの1世代前の機種プルーム（Ploom）がオンライン限定で販売開始
	▲ a2	2016年3月1日	福岡市の一部販売店および全国オンラインショップで販売開始（※商品不足のため販売中止へ）
	▲ a3	2016年6月	販売再開
アイコス	▲ b1	2014年11月	名古屋市限定で販売開始
	▲ b2	2015年9月	販売エリアを北海道、宮城県、千葉県、埼玉県、神奈川県、東京都、愛知県、京都府、大阪府、兵庫県、広島県、福岡県の12都道府県に拡大
	▲ b3	2016年4月18日	日本全国47都道府県で販売
グロー	▲ c1	2016年11月9日	2016年12月12日からの販売開始を発表
	▲ c2	2016年12月12日	販売開始

2016年4月を境にして、アイコスの検索数が激的に増え、4月以降も他の新型タバコ製品と比べて検索数は高く維持されたままだ。

実は、番組内で新型タバコの中でもアイコスだけが取り上げられた。アイコスはちょうど番組が放送される直前の2016年4月18日に、12都道府県限定販売から全国47都道府県での販売へと拡大されたばかりというタイミングだった（番組の収録はそれ以前に行われている）。2016年4月時点ではグローは販売されておらず、プルーム・テックも全国展開されていなかったため、単純に最もよく知られていたアイコスだけが取り上げられたのかもしれない（図表1-7）。

その回の「アメトーーク！」でアイコスが紹介された背景には何らかの事情があったのだろうか？　それは筆者にはわからない。電話で問い合わせた番組の関係者によるとタバコ会社からの資金提供はないとのことであった。

どれだけの日本人が新型タバコを使っているのだろうか？

２０１５〜２０１８年にかけて日本在住の15〜69歳の男女を対象としてインターネット調査を実施した。[2]楽天リサーチ（現・楽天インサイト株式会社）という調査会社に登録された日本全国の約２５０万人の中から、アンケート調査の回答者がランダムに選択され、インターネット経由で調査票が回答者に届けられた。２０１５年１〜2月に実施された最初の調査では、日本全国の15〜69歳（２０１５年1月時点）の男女の回答者数が約９０００人に達した段階で調査を終了した。回答者約９０００人のうち、回答に矛盾や不正があると考えられた者のデータを除外し、有効回答者８２４０人についてデータ分析を実施した。２０１６年以降も毎年、同じ回答者に対して繰り返しアンケート調査が実施された。

調査では、新型タバコを含めタバコの使用実態を知るため、それぞれのタバコ製品について次のように質問した。

「あなたは、直近30日以内に、それぞれのタバコ製品を吸ったり、使ったりしましたか？」

選択肢は「使わなかった（吸わなかった）」もしくは「使った（吸った）」の2択である。一般にタ

図表1-8　成人日本人の新型タバコ使用率の推移

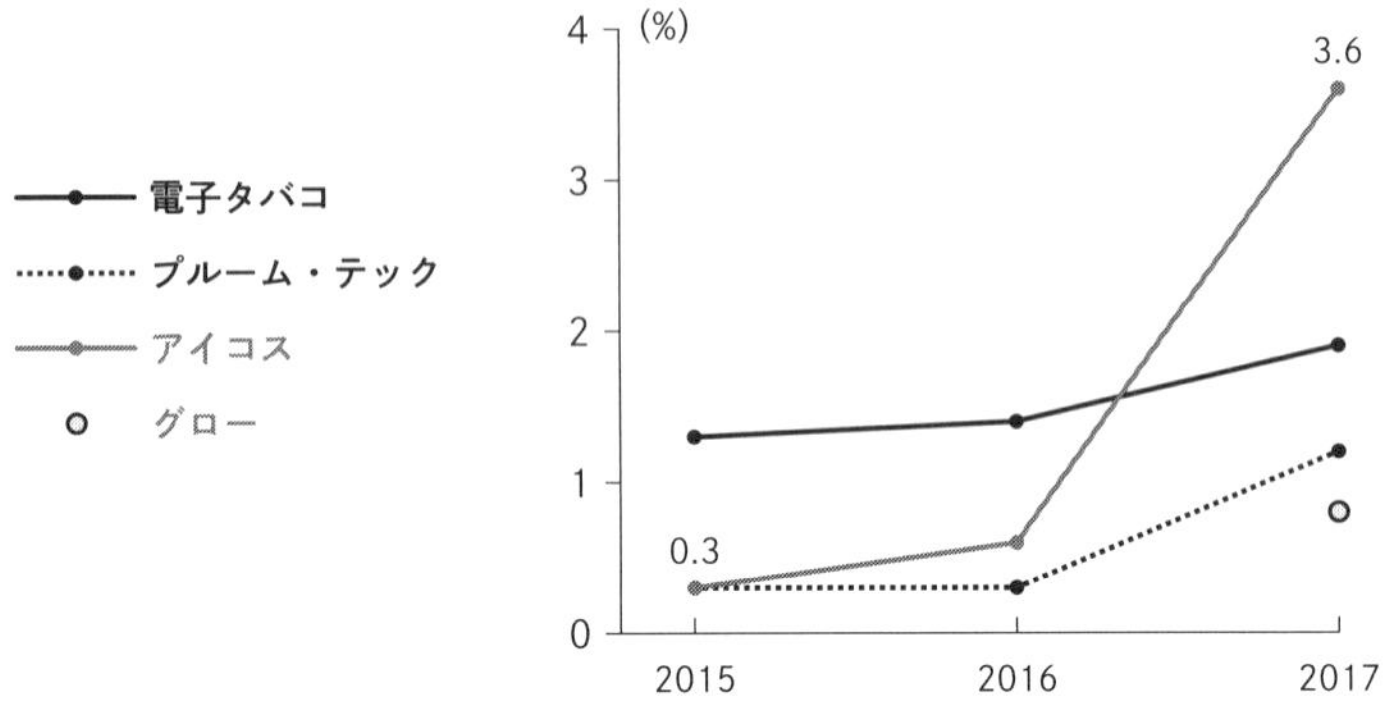

注：2015年と2016年のグローの使用率は0％（販売開始前）。
使用とは直近30日以内の使用を指す。

(出典) Tabuchi et al. Tob Control. 2018;27(e1):e25-e33

バコの使用状況が調査される場合には、30日以内に使用したことをもって「現在使用」と定義し、30日以上止《や》めていることをもって「タバコを止めた（禁煙した、あるいは過去喫煙）」と定義されることが多い。

結果をみてみよう。

2015〜2017年にかけて、加熱式タバコを30日以内に使用（現在使用）している人の割合は、アイコスでは2015年に0・3％であったのが、2017年には3・6％に増えていた（図表1-8）。実にこの2年間で10倍以上に増えたわけだ。プルーム・テックや電子タバコの使用者も徐々に増えてきているが、これらの新型タバコ製品と比べると、アイコスだけが突出して増加していた。

日本人成人の3・6%もの多くの人がアイコスを使っていたのである。2017年の調査時点での調査対象者の年齢は17〜71歳であった。日本の17〜71歳の人口約8600万人から換算すると、日本のアイコス使用者はおよそ310万人と推計された。

この調査だけで日本全体のアイコスの使用状況を完全に把握できるとは考えないが、この数字は他の調査会社による推定値やタバコ会社が販売実績データから算出した人数とほぼ一致した。

3 新型タバコはなぜ売れているのか？

2018年の調査では、新型タバコを使っている人が2017年時点と比べて、おおよそ倍に増えていた。

2018年1〜3月に実施した日本全国の18〜72歳の男女合計3954人を対象としたインターネット調査でも、加熱式タバコの中でアイコスが最も使用されていた。

男性の10・6%、女性の3・1%、男女合計の6・9%がアイコスの現在使用者（直近30日以内の使用あり）であった（図表1-9）。男女合計における現在使用の割合は、グローで2・8%、プルーム・テックで2・1％、電子タバコで1・9％、いずれかの新型タバコ製品では9・7％であった。男性の14・5％がいずれかの新型タバコ製品を使用していた。20歳代で特に使用割合が高かった。

2015年の調査時にタバコを吸っていた人のうち、おおよそ30％の人が2018年に、いずれかの新型タバコを吸うようになっていた。タバコを止めていた人の4・3％が新型タバコを吸うようになっていた。新型タバコを使っていた人のうちの半分以上の人は紙巻タバコを併用していた。すなわち、紙巻タバコを止められていない。

2017年のインターネット調査では、アイコスが紹介された2016年4月に放送された「アメトーーク！」の「最新！ 芸人タバコ事情」の回を見たかどうか、そして、アイコスを使うようになったかどうかについてを調べた。

アイコスを紹介したテレビ番組「アメトーーク！」を見た人では10％の方がアイコスを使うようになっていて、見ていない人では3％の方がアイコスを使うようになっていた。

その回の「アメトーーク！」を見たこととアイコスを使うようになったことは本当に関連しているのだろうか？

ここまでみてきた使用率（％）の結果においては、それぞれの要因が相互に関連しあっていることなど、複雑な事情は全く考慮されていない。「アメトーーク！」を見た人のほうが見ていな

図表1-9　どんな人がどれだけ新型タバコを吸っているのか？

特性	アイコス	グロー	プルーム・テック	電子タバコ	いずれかの新型タバコ
男女合計	6.9%	2.8%	2.1%	1.9%	9.7%
男性	10.6%	3.5%	3.4%	2.6%	14.5%
女性	3.1%	2.1%	0.9%	1.1%	4.7%
年齢階級					
15-19	7.3%	3.4%	2.5%	2.5%	7.3%
20-29	14.9%	3.0%	2.7%	2.9%	16.9%
30-39	8.2%	2.4%	1.3%	1.0%	10.3%
40-49	7.0%	2.9%	3.8%	1.1%	9.3%
50-59	3.2%	5.5%	1.8%	3.7%	11.6%
60-69	1.2%	0.1%	0.7%	0.6%	2.1%
喫煙状況					
もともと非喫煙	2.1%	2.0%	0.6%	0.9%	3.4%
止めた	3.3%	0.7%	0.9%	0.7%	4.3%
止めたい喫煙者	21.5%	3.2%	11.2%	11.0%	31.8%
止めたいとは思っていない喫煙者	22.8%	7.7%	6.6%	4.7%	31.0%

※2015年時の特性に応じた新型タバコの現在使用（30日以内使用）の割合
2018年1～3月における使用状況

（出典）田淵貴大．日本における加熱式タバコ及び電子タバコの使用状況．欅田尚樹編、厚生労働科学特別研究事業 平成29年度 事業実績報告書：非燃焼加熱式たばこにおける成分分析の手法の開発と国内外における使用実態や規制に関する研究 2018年3月い人よりもアイコスを使用することが多かったのだが、実はこれだけでは、「アメトーーク！」を見たか見なかったかが本当にアイコスの使用に影響したかどうかはわからない。

ここで少しだけ統計学および疫学の説明を加える。(2)例えば（実際の値もそうだったのだが）、男性では女性よりもアイコスを使っている人が多いとする。その回の「アメトーーク！」を見た人の集団と見ていない人の集団の特徴はそれぞれ違っている。もし、番組を見た人の集団が男性ばかりだったとしたら、当然見た人でのアイコスの使用率は高いとなる。しかし、それでは、その回の「アメトーーク！」を見たからアイコスを使うようになったとはいえない。

そこで、それぞれの要因がどのように分布し、関連しているのかも考慮して、どんな人がアイコスを使っているのかについて、多くの要因を調整した回帰分析を実施した。その結果が図表1-10である。

(2) 本書では統計学および疫学の説明を簡単にしただけにとどめているが、筆者は統計学や疫学への基本的理解を社会的に高めることはとても重要だと考えている。現実の世の中にはびこっているニセ科学を見抜くために役に立ち、多くの人にとって助けになり、社会をよくするための原動力となると思う。

図表1-10　どんな人が何倍、アイコスを使っているのか？

特性（2015年調査時のデータ）	多変量調整オッズ比 *（95% 信頼区間）
性別	
男性	1（基準）
女性	**0.28 (0.10 - 0.77)**
年齢階級	
15 - 19歳	1（基準）
20 - 29	2.76 (0.76 - 10.06)
30 - 39	1.58 (0.32 - 7.91)
40 - 49	1.20 (0.29 - 4.99)
50 - 59	1.36 (0.24 - 7.66)
60 - 69	**0.00 (0.00 - 0.05)**
喫煙状況	
もともと吸わない	1（基準）
止めた	1.02 (0.34 - 3.03)
禁煙したい喫煙者	**18.5 (3.37 - 102.0)**
禁煙したくない喫煙者	**11.4 (3.98 - 32.8)**
職場における禁煙のルール	
禁止されていない（喫煙室／喫煙コーナーの設置を含む）	1（基準）
屋内全面禁煙	1.76 (0.63 - 4.91)
働いていない／わからない	1.54 (0.46 - 5.19)
加熱式タバコ／電子タバコの使用状況	
使用したことはなく、将来も使用しない	1（基準）
使用したことはないが、将来は使用したい	**3.58 (1.26 - 10.2)**
等価世帯所得	
第1四分位（最も低い）	1（基準）
第2四分位	0.48 (0.12 - 1.85)
第3四分位	1.69 (0.64 - 4.41)
第4四分位（最も高い）	1.72 (0.63 - 4.70)
わからない／答えたくない	1.36 (0.38 - 4.89)

特性（2015年調査時のデータ）	多変量調整オッズ比 *（95% 信頼区間）
持ち家	
なし	1（基準）
あり	0.60 (0.27 - 1.33)
最終学歴	
中学／高校	1（基準）
大学／専門学校／その他	1.13 (0.43 - 2.95)
婚姻状況	
既婚	1（基準）
未婚	0.88 (0.38 - 2.07)
離婚／死別	0.58 (0.08 - 3.99)
飲酒状況	
習慣的には飲まない	1（基準）
以前は飲んでいた	0.50 (0.11 - 2.35)
飲んでいる	**0.34 (0.13 - 0.88)**
健康状態の自己評価	
よい	1（基準）
よくない	1.95 (0.65 - 5.88)
居住する地域の貧困指数	
第1四分位（最も裕福）	1（基準）
第2四分位	**3.76 (1.31 - 10.8)**
第3四分位	1.32 (0.39 - 4.42)
第4四分位（最も貧しい）	**3.41 (1.17 - 9.94)**
「アメトーーク！」を見たかどうか†	
見ていない	1（基準）
見た	**3.66 (1.65 - 8.08)**
タバコ会社による広告を見ることがどれぐらいあったか	
全くなかった めったになかった ときどきあった	1（基準）
よくあった 大変よくあった	**3.03 (1.00 - 9.17)**

* 表にある全ての項目を調整した多変量調整における結果を提示する。

† 2016年に放送された「芸人タバコ事情」の回を見たかどうか。

(出典) Tabuchi T, Gallus S, Shinozaki T et al. Tob Control 2018; 27: e25-e33.

２０１７年調査時にどんな人がアイコスを吸っていたのか、ロジスティック回帰分析[3]という統計解析の結果だ。オッズ比という統計値がそれぞれの要因に応じて算出される。

女性のオッズ比は0・28という値であった。これは、男性に比べて女性は0・28倍アイコスを使っていた、ということを表している。オッズ比が1より大きければ、アイコス使用が多い、オッズ比が1より小さければ、アイコス使用が少ない傾向ということになる。

すなわち、女性は男性の3分の1も使っていなかったと読み取れる。ちなみに95％信頼区間が1をまたいでいないので、統計学的に有意な差があったことも示されている。これを簡単に説明[4]すると、95％信頼区間というのはこの調査での結果はこの範囲内にばらついたとしても不思議ではないという範囲を表す。この範囲をみることによって、オッズ比がばらついたとしても1より大きいといえるのか、1より小さいといえるのか、について判定できるのだ。

そのため、95％信頼区間が1をまたいでいなかったら統計学的に差があると判定される。たまたま男性のほうが高かったのではなく、かなり確からしい程度で差があるといえると示される。信頼区間の95％というのは、その確からしさの程度を恣意《しい》的に決めたものであり、だいたい20回のうち19回（95％）は範囲内におさまるといった程度である。

性別以外の結果もみていこう（図表1-10）。

最もアイコスを多く使っていたのは、止めたいと思っていた喫煙者だった。オッズ比は18・5とダントツに高い数値を示した。止めたいとは思っていなかった喫煙者でのオッズ比が11・4

だったから、同じ喫煙者でも止めたいと思っていた人のほうが多くアイコスに流れたとわかった。

その回の「アメトーーク！」を見た人のオッズ比（95％信頼区間）は3・66（1・65-8・08）であった。アイコスを紹介した「アメトーーク！」の放送回を見た人では、見ていない人と比べて3倍以上アイコスを使うようになっていたのである。インターネット調査の個人データからも「アメトーーク！」の大きなインパクトが証明された。


どんな理由で新型タバコを吸うようになっているのだろうか？

どんな理由で吸っている人がどれぐらいいるのか、調べた。

質問文は次の通りだ。

あなたが、加熱式タバコを使用した理由として次の（1）～（9）は、あてはまりますか。それぞれについてお答えください。

選択肢は**図表1-11**の（1）～（9）に示されている。
※（1）～（9）のそれぞれの項目について「あてはまる」もしくは「ややあてはまる」と回答した場合に、その理

（3）ロジスティック回帰分析は、アイコスを使っているか、いないか、といったゼロかイチかといった行動や状況の有無について、性別や年齢階級などの特性との関連性を分析する統計解析手法の1つである。
（4）統計学的な正確性は抜きにして、こんなイメージという話。

図表1-11　加熱式タバコを使用した理由

	人数	%
(1) 家族・親戚が使っている（いた）から	168	24.7
(2) 友人・知人が使っている（いた）から	375	55.2
(3) 加熱式タバコで仲間とコミュニケーションをとるため	117	17.2
(4) 他のタバコよりも害が少ないと思ったから	412	60.6
(5) 加熱式タバコのデザインや機能がよかったから	198	29.1
(6) 禁煙するため	154	22.7
(7) タバコの煙で他人に迷惑をかけるのを避けるため	400	58.8
(8) 他のタバコが吸えない場所で吸うため	207	30.4
(9) 喫煙本数を減らすため	253	37.2

※2018年に加熱式タバコを吸っていた680人について集計
(出典) JASTIS研究　2018年

由で加熱式タバコを使っていると判定した。「あまりあてはまらない」もしくは「あてはまらない」と回答した場合は、その理由ではないと判定した。

2018年の調査時に加熱式タバコを吸っていた680人のうち、60・6％の412人が加熱式タバコを使用した理由として「他のタバコよりも害が少ないと思ったから」と回答していた。これが最も多い理由であった。次に多かった理由は「タバコの煙で他人に迷惑をかけるのを避けるため」であり、その次に多い理由が「友人・知人が使っている（いた）から」であった。

また、同様に、2018年の調査時に電子タバコを吸っていた267人における電

図表1-12　電子タバコを使用した理由

	人数	%
(1) 家族・親戚が使っている（いた）から	73	27.3
(2) 友人・知人が使っている（いた）から	107	40.1
(3) 電子タバコで仲間とコミュニケーションをとるため	71	26.6
(4) 他のタバコよりも害が少ないと思ったから	144	53.9
(5) フルーツ味などのフレイバーに関心があったから	97	36.3
(6) ビタミンを補給するため	58	21.7
(7) 電子タバコのデザインや機能がよかったから	89	33.3
(8) 禁煙するため	103	38.6
(9) タバコの煙で他人に迷惑をかけるのを避けるため	128	47.9
(10) 他のタバコが吸えない場所で吸うため	98	36.7
(11) 喫煙本数を減らすため	117	43.8

※2018年に電子タバコを吸っていた267人について集計
(出典) JASTIS研究　2018年

子タバコを使用した理由を集計した（図表1-12）。加熱式タバコの場合と同じく、最も多い理由は「他のタバコよりも害が少ないと思ったから」であり、次に多い理由が「タバコの煙で他人に迷惑をかけるのを避けるため」であった。

多くの人は、自分および他人へのタバコの害に配慮して、加熱式タバコや電子タバコを吸うようになっているとわかった。

一方で、加熱式タバコや電子タバコを使用した理由として、30％程度の人は「他のタバコが吸えない場所で吸うため」を挙げていた。

それぞれの人が新型タバコを吸っている理由というのは非常に重要な情報であり、**第7章**で論じる各個人における新型タバコへの対処方法の話と密接に関連してくる。

4 日本だけがアイコスの実験場になっている

図表1-13　アイコスが販売されている世界の国々

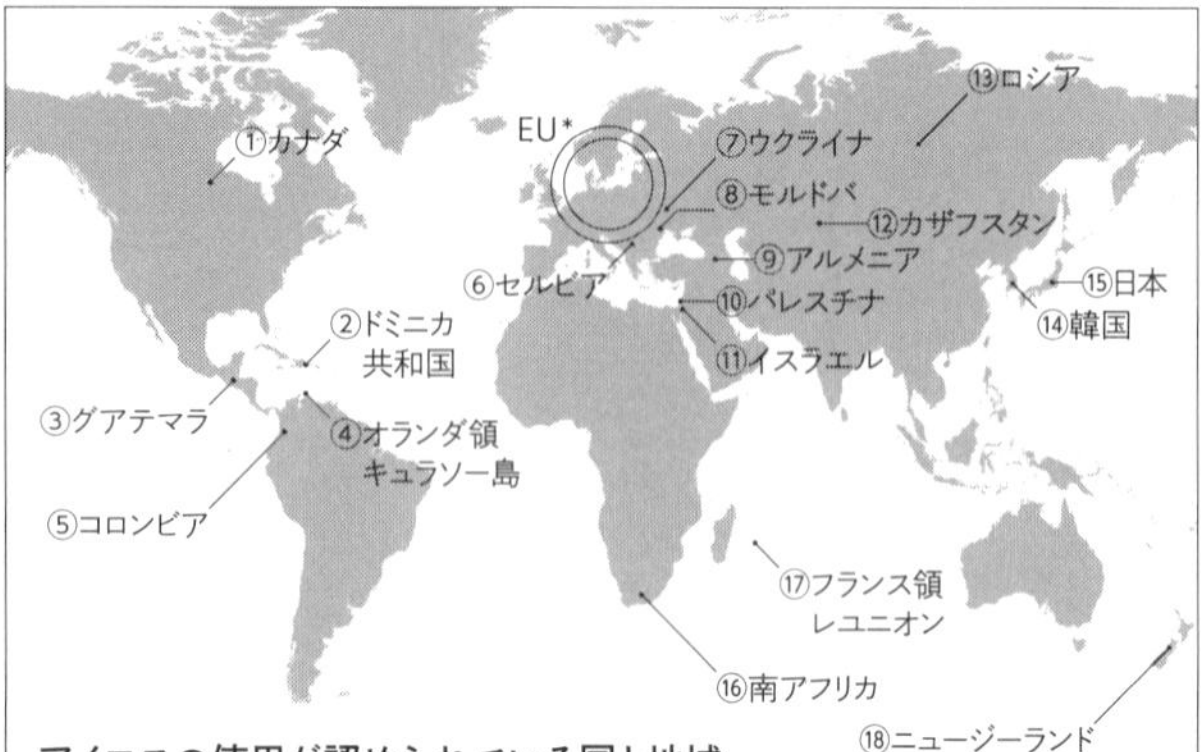

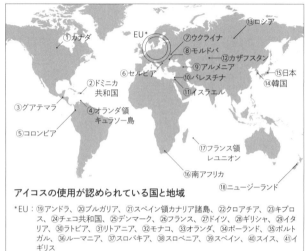

アイコスの使用が認められている国と地域

*EU：⑲アンドラ、⑳ブルガリア、㉑スペイン領カナリア諸島、㉒クロアチア、㉓キプロス、㉔チェコ共和国、㉕デンマーク、㉖フランス、㉗ドイツ、㉘ギリシャ、㉙イタリア、㉚ラトビア、㉛リトアニア、㉜モナコ、㉝オランダ、㉞ポーランド、㉟ポルトガル、㊱ルーマニア、㊲スロバキア、㊳スロベニア、㊴スペイン、㊵スイス、㊶イギリス

(出典) フィリップモリス・インターナショナル社ウェブサイト
https://www.pmi.com/smoke-free-products/iqos-our-tobacco-heating-system (2019年1月17日アクセス)

加熱式タバコ、アイコスは、２０１４年に日本とイタリアで販売が開始され、２０１９年には世界の30ヶ国以上で販売されている（図表1-13）。日本を除く多くの国では、アイコスの販売は一部の都市に限定されている。２０１６年４月、日本は世界で初めてアイコスが全国的に販売される国となった。２０１６年の４月から10月にかけて、日本のタバコ市場におけるアイコス専用スティックのシェアは１・６％から４・９％へ

図表1-14　日本のアイコス用スティックのシェアの推移

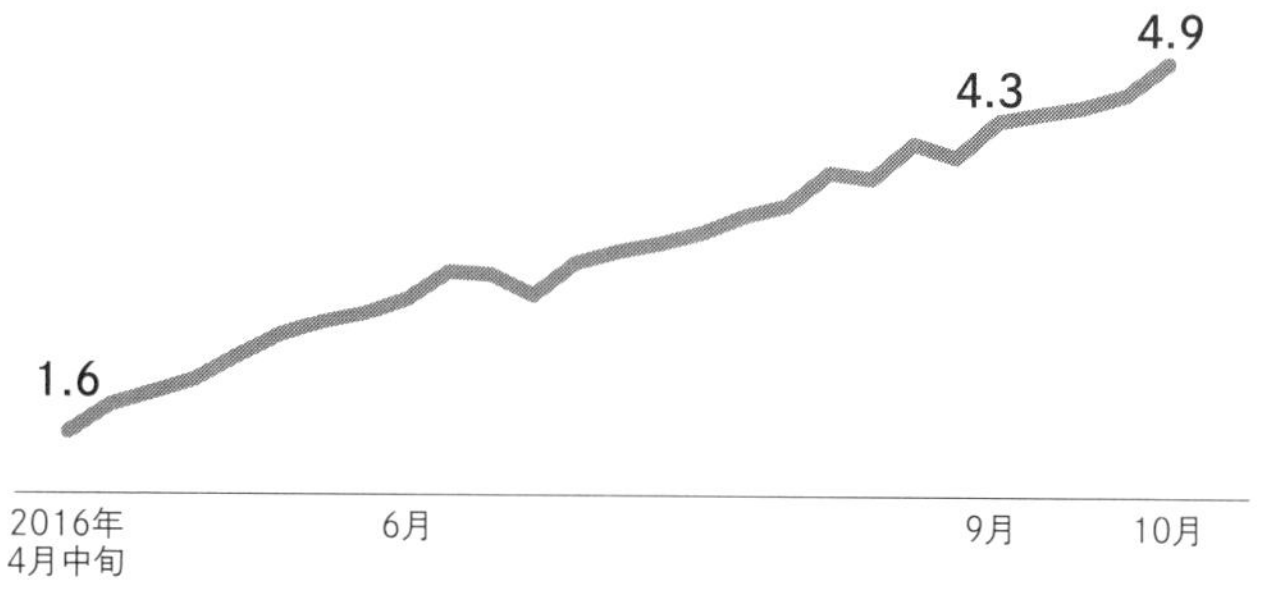

注：　アイコス用スティック（ヒートスティック）の総販売量がタバコ市場に占める割合（%）

（出典）Philip Morris International Inc., Morgan Stanley Global Consumer & Retail Conference New York, November 16, 2016

と急増した（図表1-14）。

英国の調査会社ユーロモニター・インターナショナルによると、全世界での加熱式タバコや電子タバコの市場規模は合計で２０１６年には１２０億ドル（約１兆３０００億円）に達したという。同データによると、２０１６年10月時点で、アイコスの販売世界シェアの96％を日本が占めていたのである。[3] すなわち、アイコスはほとんど全て日本人が使用していると言っても過言ではない。アイコスには一体どんな害があるのかが明らかになっていない中、世界で日本だけがアイコスの実験場となったのである。[5]

（５）日本でのアイコスの成功を受けて、韓国でも普及し始めている。いずれにせよ世界で最も使用されている国が日本であることに変わりはない。

第2章

新型タバコの何が問題なのか？

KEY POINTS

▼すでに多くの人が新型タバコを吸っているからこそ問題になる。

▼タバコ会社が作り出した加熱式タバコのイメージにより、多くの疑問が渦巻いている。

▼本書は、新型タバコにまつわる10の疑問に答える。

1 今、ちまたで新型タバコが大問題になっている理由

新型タバコはなぜ問題なのか？

1つの答えを示す。それは、新型タバコがすでに普及してしまったからである。社会問題は多くの場合、ゼロかイチかという極端な話ではなく、程度の問題である。

タバコ問題が日本において社会的に重大な課題となっている理由の1つは、成人の約20％という非常に多くの人がタバコを吸っているからである。タバコの害にさらされている人の人数が何千万人と非常に多いということが問題を大きくしているのだ。もし、タバコの害にさらされている人がほとんどいないのなら、タバコ問題は優先順位の高い社会問題とはなり得ない[6]。

もし仮に、将来、国民の20％が銃を所持するようになるならば、日本でも銃撃事件が多発するようになるかもしれない。そうなれば、銃の問題は現在よりもずっと深刻な社会問題となってしまうだろう。今の日本には銃の問題が一切ないと主張しているわけではない。程度の問題でもある。

（6）ただし、害を受ける人数が少ないとしても問題がないというわけではない。例えば、ある難病の患者さんは日本に数人しかいないとしても、社会としてこの難病患者さんに対してケア・支援すること、そして、研究者がこの難病について研究することも必要だ。社会問題としての重要度の優先順位を決める場合には、問題の重篤さなどの要因に加えて、問題の被害者となる人数の多寡も考慮に入れるべきだと指摘しているのである。

ると指摘しているのである。

この程度の問題を新型タバコにあてはめて考えてみてほしい。近年、日本で新型タバコを吸っている人の数が急増した。２０１８年に実施した調査の結果から、日本の成人の約10％もの人が新型タバコを吸っているとわかったのである。[4] 新型タバコの害をどう考え、我々の社会は新型タバコに対してどう向き合うのか、すでに多くの人が新型タバコを吸っているのだから、できるだけ早急に決めていかなければならない。新型タバコ問題は喫緊の課題となっている。[7]

ここで１つ、重要な背景情報を述べる。

実のところ、これまでにもずっと、新型タバコ問題は存在し続けてきた。タバコ会社は絶えず従来のタバコ製品とは違う新しいタバコ製品を市場に投入し続けてきているのである。

最近15年の間だけでも、さまざまな形態の新規のタバコ製品が日本のタバコ市場に投入されてきた。２００３年にはガムタバコ、２０１０～２０１３年には嗅ぎタバコ、２０１３年にはスヌース（スウェーデンの嗅ぎタバコ）が販売開始されている。しかし、これらのタバコは普及しなかった。普及せず、単に使う人が少なかったから、大きな問題とはならなかった。

一方で、メンソールカプセル入りのタバコは２００７年に日本で販売が開始された比較的新しいタバコであり、ある意味では新型タバコといっていいかもしれない。しかも、メンソールカプセル入りのタバコは売れている。しかし、このタバコはカプセルにメンソールを入れたことが新しいだけで、もともとメンソール入りタバコは50年以上前から紙巻タバコとして売られてきており、新しいタバコ問題という扱いにはなっていないだけである。

学術界は、このメンソールの問題を放置しているわけではない。研究チームは、メンソールカプセルによって女性や子どもがタバコに手を出しやすくされていると批判している。だが、この批判もこれまでのメンソール入りタバコへの批判と同様で目新しさはないともいえる。(8)

メンソールカプセルのケースは、過去から現在にかけて紙巻タバコがどれだけ変わってきているのか、という文脈の中の変化した要素の1つとして理解できる。図表2-1は、現在までの50年間に、タバコ会社がどのようにタバコを変えてきたのか、代表的な9つの手法を示したものである。長年にわたるタバコ問題研究者の取り組みやタバコ病訴訟などで公開されてきたタバコ会社の内部文書(9)等の分析から、明らかにされた驚くべき事実である。

(7) 加熱式タバコが急速に普及してきたのに対して、電子タバコは日本ではあまり普及していない。そのため、電子タバコについては相対的に問題としての重要度が低い。
(8) メンソールカプセル入りタバコについて、従来のメンソールタバコや低タールタバコと同様に、批判的意見が世界各国の多くの研究チームから届けられている。ここでの文脈は新型タバコの問題として扱われていないというだけで、メンソールカプセル入りタバコやメンソールタバコに問題がないというわけではない。
(9) Truth Tobacco Industry Documentsのウェブサイトでは１４００万件におよぶタバコ会社の内部文書が公開されている。https://www.industrydocumentslibrary.ucsf.edu/tobacco/（２０１９年1月28日アクセス）また、British American Tobacco Documents Archiveのウェブサイトでは６００万ページ分のブリティッシュ・アメリカン・タバコ社の内部文書が公開されている。https://bat.library.ucsf.edu/（２０１９年１月28日アクセス）

図表2-1　タバコ会社がタバコを変えてきた９つの方法

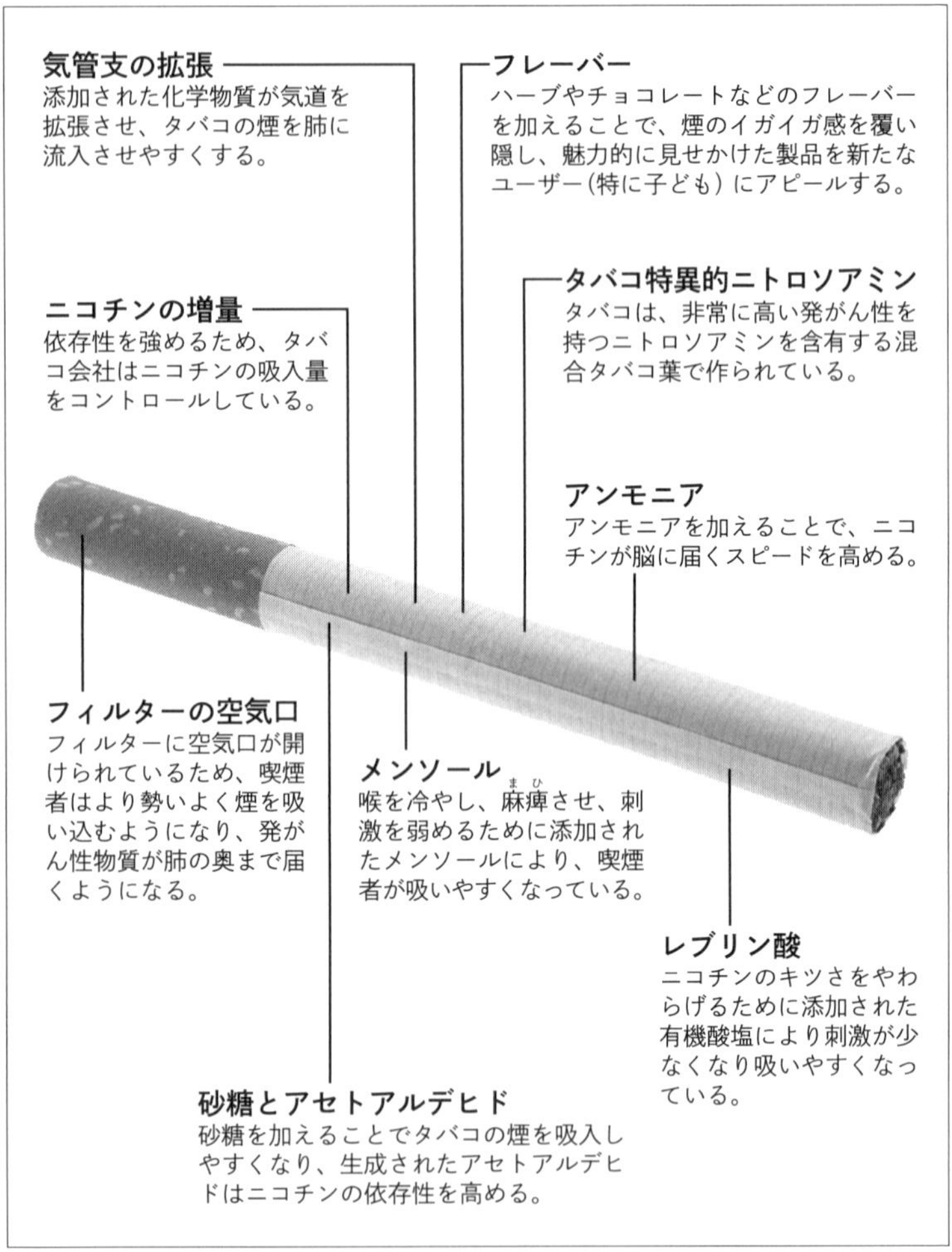
気管支の拡張
添加された化学物質が気道を拡張させ、タバコの煙を肺に流入させやすくする。
フレーバー
ハーブやチョコレートなどのフレーバーを加えることで、煙のイガイガ感を覆い隠し、魅力的に見せかけた製品を新たなユーザー（特に子ども）にアピールする。
タバコ特異的ニトロソアミン
タバコは、非常に高い発がん性を持つニトロソアミンを含有する混合タバコ葉で作られている。
ニコチンの増量
依存性を強めるため、タバコ会社はニコチンの吸入量をコントロールしている。
アンモニア
アンモニアを加えることで、ニコチンが脳に届くスピードを高める。
フィルターの空気口
フィルターに空気口が開けられているため、喫煙者はより勢いよく煙を吸い込むようになり、発がん性物質が肺の奥まで届くようになる。
メンソール
喉を冷やし、麻痺《まひ》させ、刺激を弱めるために添加されたメンソールにより、喫煙者が吸いやすくなっている。
レブリン酸
ニコチンのキツさをやわらげるために添加された有機酸塩により刺激が少なくなり吸いやすくなっている。
砂糖とアセトアルデヒド
砂糖を加えることでタバコの煙を吸入しやすくなり、生成されたアセトアルデヒドはニコチンの依存性を高める。

（出典）Designed for Addiction, CAMPAIGN for TOBACCO-FREE Kids, 2014.

それらの文献では、タバコ産業がこれまでずっと意図的にタバコの依存性を高めてきたことが明らかにされている。タバコに含まれるニコチン自体を増やしてニコチン依存症になりやすくしたことに加えて、さらにアンモニアなどの添加物によりニコチンが脳に届けられやすくなるようにした。メンソールや香料を加えることで、煙でむせないように、喉がイガイガしにくいように、それにより女性や子ども、今までタバコを吸ったことがない人が吸いやすくなるようにした。フィルターの横に穴をあけて空気を取り込めるようにすることで煙をより深く吸い込みやすいように、ニコチンがガツンと脳に届くようにした。

50年前のタバコと比べて、現在のタバコは、吸い始めた人を早くニコチン依存症にすることができ、女性や子どもからも受けがよくなったというわけなのだ。

日本ですでにブレークした加熱式タバコは、世界の3大タバコ会社が製造・販売しているタバコ商品である。実は、加熱式タバコは、紙巻タバコがずっと改変されてきた歴史の1ページだといってもいい商品なのである。

2 皆が知りたいと思っていることは何か？

筆者には他人の心を読む能力はない。

しかし、今、多くの人が新型タバコについてきちんと知りたいと思っていると確信している。すでに多くの人が新型タバコを吸っていること自体が、皆さんが新型タバコについてちゃんと知りたいと考えるようになる理由でもある。至極当然のことであるが、すでに多くの人が使っているからこそ、皆さんは新型タバコを吸っている人とさまざまな場面で出会うことになる。すでに皆さんの約10人に1人は、新型タバコを吸っているのである。

例えば、医療従事者の場合には、新型タバコを吸っている患者さんに出会い、患者さんから新型タバコのリスクやメリットについて質問や相談を受けることもあるだろう。新型タバコの知識を持っていなければ、患者さんからの質問や相談にちゃんと答えることができない。そうなったらまずいと思うなら、新型タバコについて詳しく知りたいと考えるだろう。

あなたは今、もうすでに新型タバコを吸っているかもしれない。新型タバコにどんな害があるのかタバコ会社のパンフレットの情報を鵜呑《うの》みにしてしまっているかもしれない。実際のところはどうなのか気になるだろう。

また、あなたの好きな人や大切な人が新型タバコを吸っていたり、吸おうとしていたりするかもしれない。もし、もともと紙巻タバコを吸っていたなら、新型タバコのほうがましなのかもしれないが、本当にそうだろうか。そんな疑問に対して、本当の意味でその人のためになる選択肢はどれなのか、相談にのってあげたいと考えるかもしれない。

本書は、新型タバコの会社とは一切関係を持たない（お金をもらっていない）タバコ問題の専門家が書いたもので、新型タバコの会社にとって都合のいいことも都合の悪いことも全部取り上げたものである。新型タバコについてしっかりとした知識を得て、どうするべきか自分で考え、自分で判断できるようになってほしい。

日本で最も売れている新型タバコは、加熱式タバコである。本書では、新型タバコの中でも、まず加熱式タバコに焦点を当てた内容から始めて説明や議論を展開し、必要に応じて加熱式タバコだけではなく、電子タバコについても触れるという構成をとる。

電子タバコについて特に詳しく知りたいという場合には、索引の「電子タバコ」を活用してもらうとともに、**第3章第4節**、**第5章第5～7節**、**第7章第1節**を中心に読むことを勧める。

図表2-2　JTによるテレビCMの画像

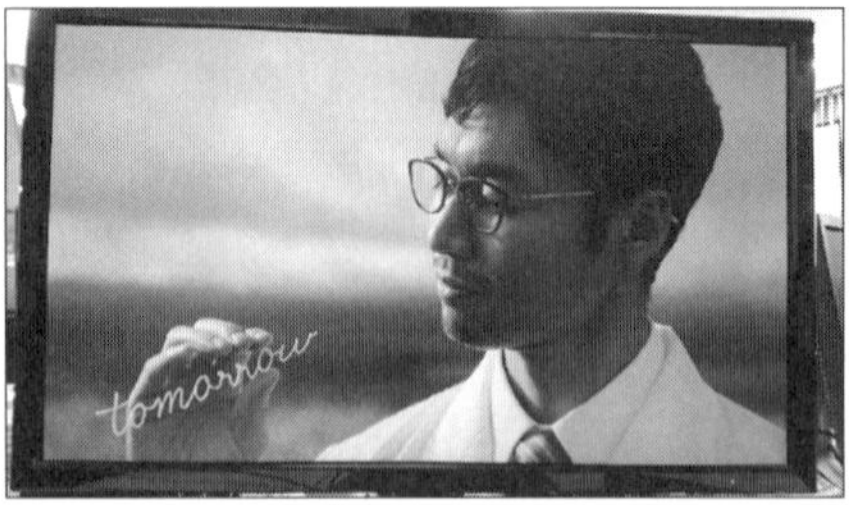

新型タバコを想起させるJTのCM（「ひとつずつですが、未来へ。」製品開発篇）。

図表2-3　都内に出現したアイコスストア

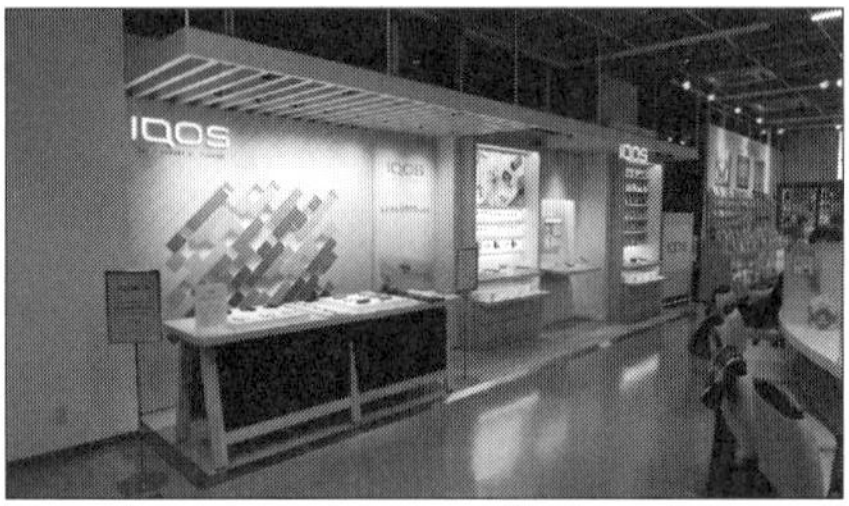

2018年11月に筆者が撮影したアイコスストア（東京都内）の様子。

図表2-4　加熱式タバコのパンフレット

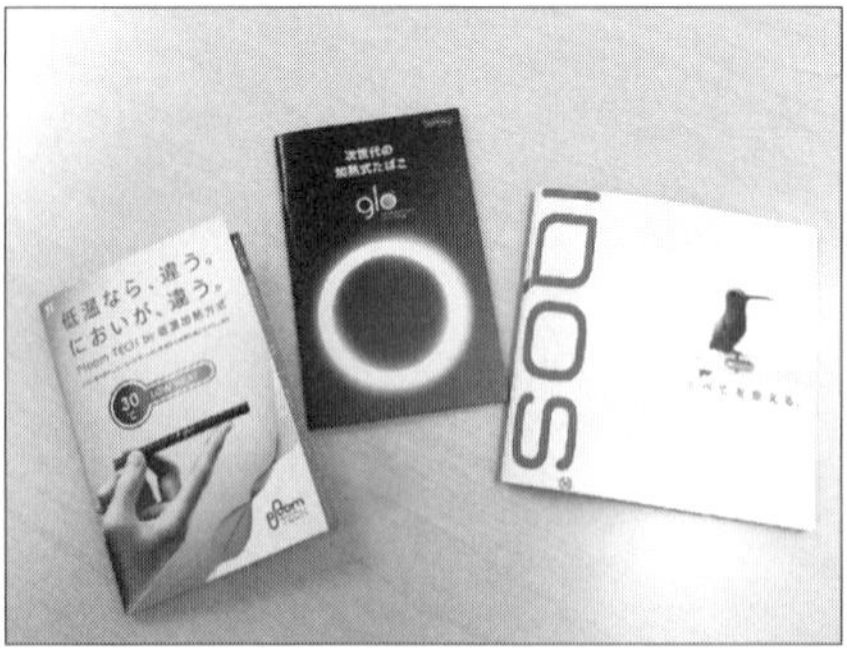

加熱式タバコのパンフレット。マナーや健康懸念物質の低減に配慮した革新的な製品であることがアピールされる。左からプルーム・テック、グロー、アイコス。

図表2-5　加熱式タバコのイメージと派生する疑問

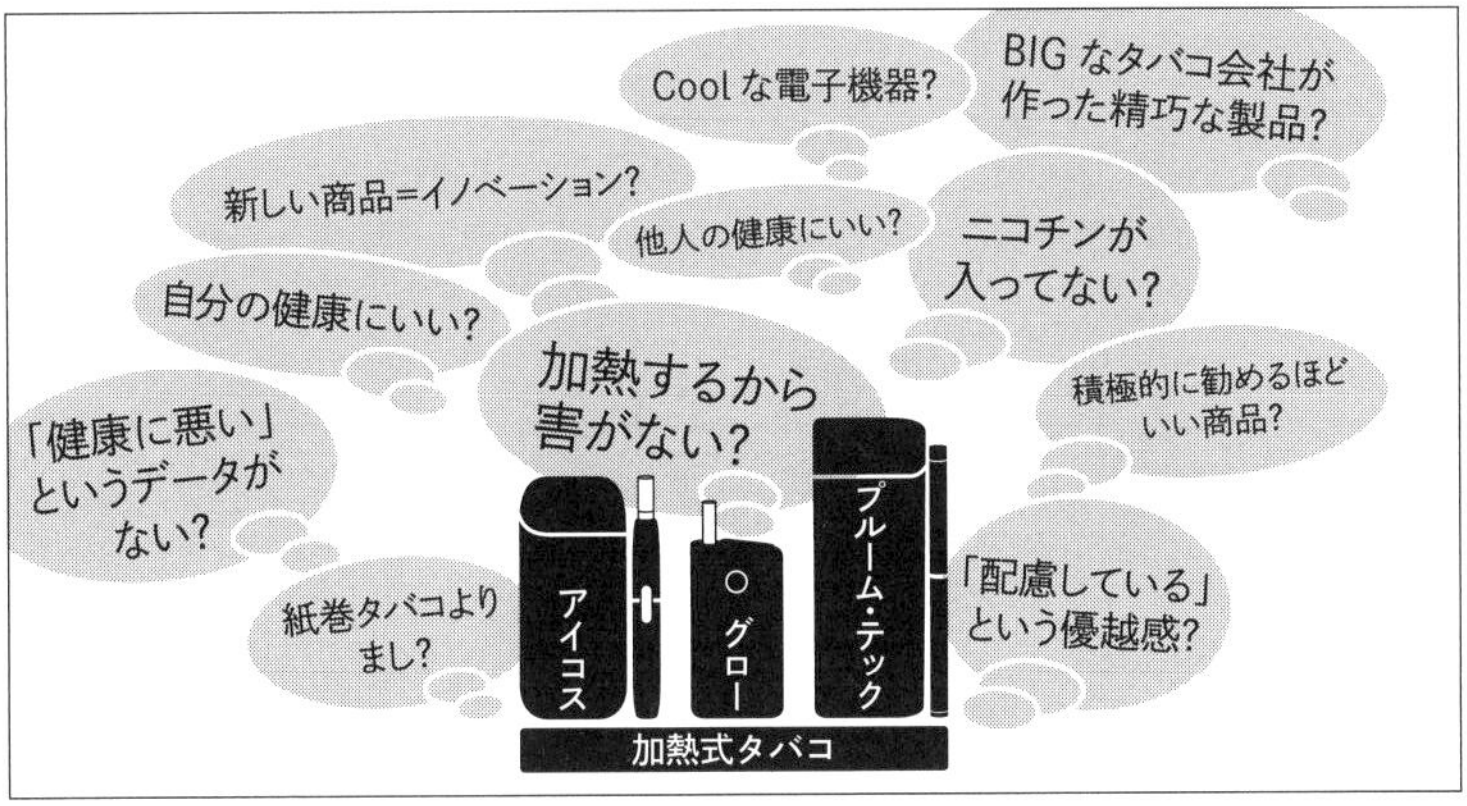

3 作られた加熱式タバコのイメージこそが疑問

より詳細なタバコ会社によるマーケティング戦略については**第4章**で述べるとして、ここではタバコ会社による加熱式タバコの宣伝広告・販売促進活動について簡単に触れる。

タバコ会社は、新聞や雑誌に加熱式タバコのPR広告を載せて、加熱式タバコを連想させるテレビCM（図表2-2）を流し、アップルストアのようにオシャレなショップ（図表2-3）で加熱式タバコを宣伝・販売し、日本全国のコンビニエンスストアでパンフレット（図表2-4）を配り、加熱式タバコ製品のプロモーションを積極的に展開している。

現在、世の中に広く出回っている加熱式タバコに関する情報はそのほとんどがタバコ会社に由来するものである。そのため、日本の多くの人たちは、加熱式タバコについて、**図表2-5**のようなイメージや疑問を抱えることとなったと想像する。筆者が、講演会などでいつも質問を受けている内容もほとんどがこの図の通りである。

加熱式タバコについてタバコ会社から説明を受けたとしても、それがはたして本当に信じられる情報なのかどうか確信が持てていない、というのが普通の反応だろうと思う。

図表2-5に挙げられた疑問点は、全て疑わしい。いわば新型タバコは疑惑のデパートだ。加熱式タバコに関するタバコ会社による積極的なプロモーション活動が広くいきわたり、人々の間に、こういったたくさんの疑問が渦巻いている。

加熱式タバコに対する疑問点を列記すると、次の10個になる。

（1）加熱式タバコから有害物質は出ない？
（2）加熱式タバコには、ニコチンは含まれない？
（3）加熱式タバコは新商品であって、イノベーションの成果？
（4）加熱式タバコはかっこいい精巧な電子機器？
（5）加熱式タバコは、自分自身の健康にほとんど害がない？
（6）加熱式タバコは、他人への害（受動喫煙の被害）がない？

（7）加熱式タバコの害は、紙巻タバコよりもまし？
（8）加熱式タバコの害は、まだ何もわかっていない？
（9）加熱式タバコに替えて配慮したのだから、いいでしょ？
（10）加熱式タバコはいいものだから、どんどん勧めるべきでは？

4 加熱式タバコにまつわる10の疑問――オリエンテーション

前節で示した10個の疑問。

本書では、それぞれについて、今の段階で得られる最新情報、科学的根拠や学術的論理に基づき、回答を提示する。

各疑問について、どの章で回答されているのか、次に示しておく。ややこしい構成にしてしまって恐縮だが、これは第二の目次といってもいいかもしれない。

疑問（1）：加熱式タバコから有害物質は出ない？⬇第3章
疑問（2）：加熱式タバコには、ニコチンは含まれない？⬇第3章

疑問（3）：加熱式タバコは新商品であって、イノベーションの成果？⬇第4章

疑問（4）：加熱式タバコはかっこいい精巧な電子機器？⬇第4章

疑問（5）：加熱式タバコは、自分自身の健康にほとんど害がない？⬇第5章

疑問（6）：加熱式タバコは、他人への害（受動喫煙の被害）がない？⬇第5章

疑問（7）：加熱式タバコの害は、紙巻タバコよりもまし？⬇第5章

疑問（8）：加熱式タバコの害は、まだ何もわかっていない？⬇第7章

疑問（9）：加熱式タバコに替えて配慮したのだから、いいでしょ？⬇第7章

疑問（10）：加熱式タバコはいいものだから、どんどん勧めるべきでは？⬇第7章

できれば章全体を読んでほしいが、ここに示した章末には、それぞれの疑問への簡易な回答を提示した。

第3章

新型タバコから出ている有害物質

KEY POINTS

▼紙巻タバコには多量の有害物質が含まれ、タバコの害は大きい。

▼加熱式タバコから出る有害物質の量は、紙巻タバコと比べて、少ない物質とそうでもない物質があり、有害物質の種類は同様に多い。

▼加熱式タバコには有害だと考えられている未知の物質が多く含まれている。

▼電子タバコでは加熱式タバコよりも有害物質が少ない場合が多いが、ホルムアルデヒドなどが紙巻タバコよりも多く出ているケースもある。

1 タバコの煙に含まれる有害物質と害、そのメカニズム

タバコからはどんな有害物質が出ているのか？

新型タバコの前に、まず従来のタバコの煙に含まれる有害物質について説明する。新型タバコの情報について、だまされず、理解するために必要な知識だからだ。

タバコの煙を専用の機械で分析すると、紙巻タバコの煙には、5000種類以上の化学物質が含まれているとわかる。そのうちの70種類は、発がん性があるとされている物質であり、その他にも人体の呼吸器系や心血管系に害をおよぼすとされる物質もさまざま含まれている。さらには、子どもの成長や脳の発達に害をおよぼす物質もある。

従来の紙巻タバコに含まれる代表的な有害物質は、ニコチンや一酸化炭素、ベンゼン、ホルムアルデヒドといったものだ。

ニコチンはタバコを止められなくする依存性物質である。タバコを吸うとおよそ5分で血液中のニコチン濃度が最大になるが、吸っていないとすぐに濃度は低下してくる（ニコチンの体内半減期は1～2時間である）。喫煙者はニコチン依存症となり、ニコチン濃度を維持するために断続的にタバコを吸うようになる。ニコチンは脳の発達に害を及ぼすことも知られている。

一酸化炭素（CO）は赤血球のヘモグロビン（Hb）と結合しCO－Hb（一酸化炭素ヘモグロビン）

となる。酸素もヘモグロビンと結合して全身に運ばれるが、一酸化炭素は酸素よりもヘモグロビンと結合しやすいため、一酸化炭素があるとヘモグロビンと酸素の結合が妨げられ、酸欠状態を生じる。喫煙による息切れではこの作用も関連している。その他、一酸化炭素は虚血性心疾患の原因ともなる。

ベンゼンは国際がん研究機関(IARC)が発がん性の十分な証拠があるとして注意を喚起している発がん性物質だ。[10] 発がん性の他にも心血管系への害なども報告されている。

ホルムアルデヒドも発がん性物質である。最近、タバコ煙に含まれる発がん性物質の中でも、特にホルムアルデヒドなどのアルデヒド類がタバコの発がん性に強く関与しているとする細胞実験による研究論文が発表された。[5]

このようにタバコの害には、さまざまな有害物質が関与しているのだが、ここで、その経路を簡単に図示する(図表3-1)。タバコの煙を吸うことがさまざまな健康被害へとつながる、その経路である。

皆さんは、タバコが健康に悪いことなどはるか昔から知っているよ、と言うかもしれない。確かに、タバコの煙にはホルムアルデヒドなど多くの発がん性物質が含まれている。代表的な

(10) 国際がん研究機関(IARC)は、ヒトへの発がん性について十分な証拠がある場合にグループ1「ヒトに対する発がん性がある」と定義している。

図表3-1　タバコの煙の有害性とその経路

タバコの煙を吸う

煙の中には
さまざまな有害物質が……

- 有害物質は5000種類以上。
- そのうち70種は発がん性物質。
- その他、呼吸器系および循環器系等に有害な物質も多く含まれる。

さまざまなメカニズムで
有害物質が生体へ悪影響をおよぼす

- 有害物質それぞれの個別の作用はある程度解明された。
- 有害物質の複合的な作用はほとんど解明されていない。

がん、慢性疾患などさまざまな健康被害（下イラスト参照）**が発生**

- タバコの煙によって引き起こされる疾病・病態として、がん、虚血性心疾患、脳卒中、糖尿病、慢性閉塞性肺疾患（COPD）、関節リウマチ、勃起不全（ED）、失明・白内障、バージャー病などについては、十分な証拠があるとされる。
- 実際はタバコの煙で引き起こされる疾患・病態であっても、まだ研究が少なく実証されていないものも多くあるものと予想される。

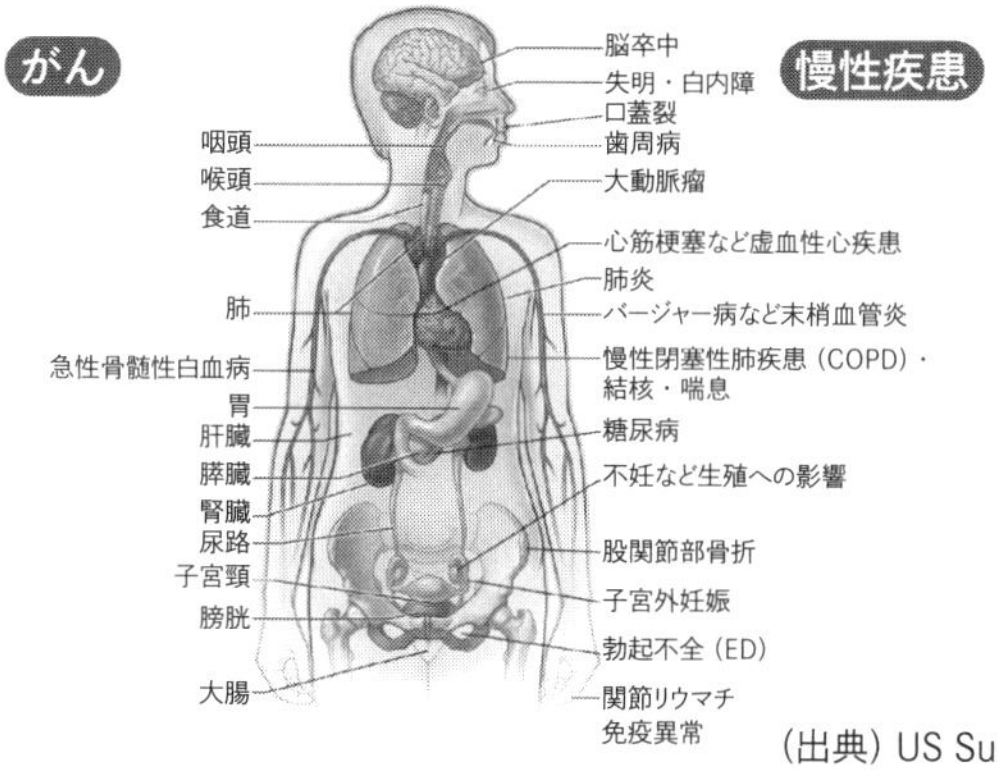

（出典）US Surgeon General Report 2014.

発がん性物質では、動物実験などにより発がん性が確認されている。しかし、化学物質1つひとつについては、有害物質の種類も大量にあり、まだまだわかっていないことばかりというのが実情である。ホルムアルデヒドではよくわかっていても、他の化学物質の発がん性はわかっていなかったりする。化学物質の種類が多く、それぞれ1つひとつの物質について必ずしも研究や実験が実施できているわけではないのである。

さらにいうと、ホルムアルデヒドなど有害性が確立された物質についてもわかっていないことがたくさんある。わかっていないことの1つが、化学物質の複合的な影響、すなわち、ホルムアルデヒド単体での有害性ではなく、他の物質と組み合わさった場合にどんな有害性があるのかということだ。この化学物質の複合影響についてはほとんど何もわかっていないのである。化学物質の種類が多すぎて、組み合わせは無限にある（組み合せは2種類間だけでなく、3種類間、4種類間……多種類間におよぶ）。複合影響のバリエーションが多すぎるし、実証するための実験研究が複雑で煩雑になる。化学物質の複合影響はほとんどわかっていなくて当然と理解していただけるものと思う。

途中のメカニズムには不明な点があるものの、タバコの煙を吸うと、肺がん、慢性閉塞《へいそく》性肺疾患（COPD）、心筋梗塞、糖尿病など多くの病気に罹《かか》る、さまざまな健康被害の発生につながる、とわかっている。

これが現在、わかっていることである。紙巻タバコは多くの有害物質を含み、タバコの害は非常に大きい。ここで重要になる観点は、途中のメカニズムにわかっていない点があるということではなく、とにかくタバコの煙を吸ったことが健康被害につながるという事象が十分な証拠をもって実証されているということだ。

この根拠に基づく事実（〝タバコを吸うと病気になる〟）から論理的に、政策的・対策的な判断（〝タバコに対してどうするべきか〟）へとつながっていくのである。ここの理解が新型タバコに対する考え方においても非常に重要になってくる。ここの論理をちゃんと理解してもらうために、次の補足コラムを用意した。

補足コラム　メカニズムの罠《わな》

有害物質が生体へ悪影響をおよぼすメカニズムはさまざまにある。その複雑なメカニズムの1つとして、タバコを吸うところから、心臓血管系の病気が引き起こされるまでのメカニズムを図示したものが図表3-2である。これらの1つひとつの矢印がこれまでの実験研究などによって明らかにされた成果を示す。

筆者がここで指摘したいのは、その複雑なメカニズムについてではない。

これは予防医学において非常に重要な考え方なのだが、「途中のメカニズムはわからなく

図表3-2　喫煙から循環器系障害に至るメカニズム

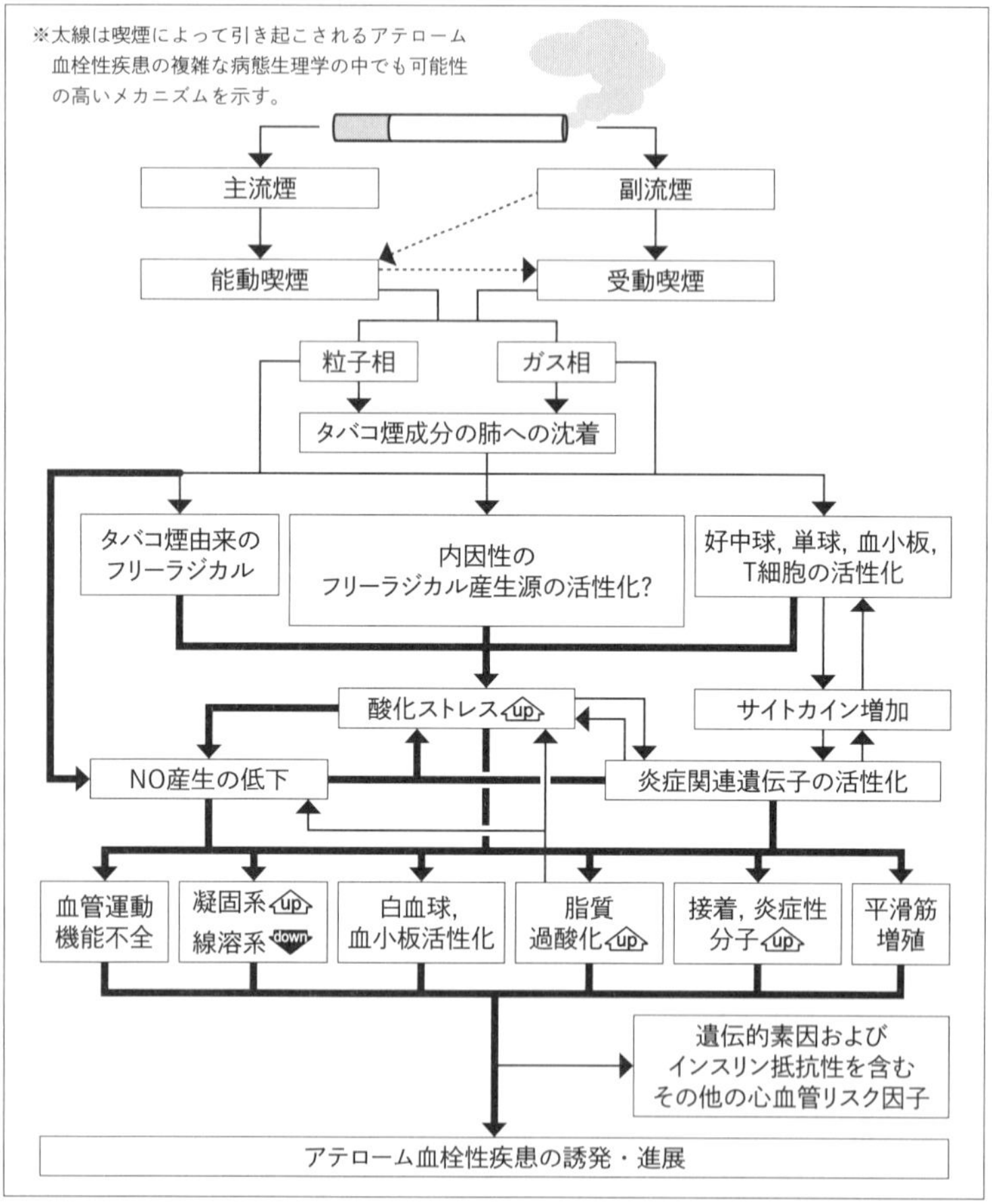

（出典）厚生労働省 喫煙の健康影響に関する検討会 喫煙と健康 喫煙の健康影響に関する検討会報告書 2016年 p.87.

とも、予防はできる」ということだ。医師ジョン・スノーの有名な話がある。

1854年、ロンドンのソーホー地区で8月末に発生した疫病コレラは、最初の3日間でブロード・ストリート周辺に127人の死者を出した。そして、9月10日までに500人が死亡した。医師ジョン・スノーは、地区住民の事情に詳しい牧師ヘンリー・ホワイトヘッドと共同で調査を行い、ブロード・ストリートにある井戸の水を飲むとコレラに罹《かか》ってしまう、すなわち、井戸の水が〝コレラを起こす何か〟を含んでいる、と結論付けた。

そこで、コレラを止めるために、この井戸の使用を中止させた。すると、医師ジョン・スノーの予想した通りコレラの発病者、死者は急速に減少したのだ。コレラの原因菌や詳細なメカニズムがわかっていなくとも、コレラを予防できたのである。

この話をタバコに置き換えてみてほしい。

いまだにタバコの煙による肺がん発生のメカニズムは解明されていない、としてタバコの有害性を否定しようとする者がいる。確かに喫煙から肺がんへのメカニズムは完全には解明されていない。しかし、タバコの煙を吸うと肺がんになるということは十分すぎるほどに実証されているのだ（タバコを吸う人と吸わない人を追跡して肺がんになる確率を比較すると、吸う人で肺がんの発生が明らかに多いとわかっている）。もし、医師ジョン・スノーがコレラ流行時にメカニズムを追求しすぎていたら、コレラのさらなる流行を防げなかっただろう。コレラ菌が発見されていなくても（メカニズムは完全にはわかっていなくとも）、問題の井戸水を住民から遠ざける施策によりコレラの発症を防ぐことができたのである。

タバコの煙が健康被害につながるメカニズムを完全に解明しなくとも、タバコの害は防げるのである。人々からタバコを遠ざける施策によって。


さて、前置きが長くなってしまったが、次の節から新型タバコから出る化学物質へと話を進める。

2 加熱式タバコから出る有害物質

新型タバコからは、どんな化学物質がどれだけ出ているのだろうか？

まず加熱式タバコについてみていく。

埼玉県和光市にある国立保健医療科学院では、WHOたばこ研究室ネットワーク（TobLabNet）の一員として、タバコ製品から出る有害物質を分析する研究が実施されている。そこでは新型タバコから出る化学物質を分析する手法が開発されている。

タバコに関してどのような化学物質を調べなければならないのだろうか？

やはり人体に害をおよぼす物質をみるべきだろう。

図表3-3　加熱式タバコに含まれる有害物質とそのリスク

	IARCグループ*	WHO-9	FDAリスト	発がん性	呼吸器	心血管系	生殖または発達	依存性
1,3-ブタジエン	1	○	○	○	○		○	
アセトアルデヒド	2B	○	○	○	○			○
アクロレイン	3	○	○		○	○		
ベンゼン	1	○	○	○		○	○	
ベンゾ[*a*]ピレン	1	○	○	○				
一酸化炭素		○	○				○	
ホルムアルデヒド	1	○	○	○	○			
N-ニトロソノルニコチン	1	○	○	○				
4-(メチルニトロソアミノ)-1-(3-ピリジル)-1-ブタノン	1	○	○	○				
ニコチン			○				○	○

* 発がんリスク分類

（出典）いわゆるタバコ白書（参考文献【34】参照）. Simonavicius E, McNeill A, Shahab L, Brose LS. Heat-not-burn tobacco products: a systematic literature review. Tobacco Control 2018. Online published.

そのため、タバコに含まれる有害物質に関する多くの研究では、有害性が確立されている化学物質のうち、ごく一部の有害物質について報告されてきた。タバコには発がん性物質だけでも70種類以上あるとわかっているのである。

図表3-3に示した有害化学物質リストは国際がん研究機関（IARC）や世界保健機関（WHO）がタバコに関して研究および調査するべきと指摘

している代表的な有害物質の一覧である。IARCのグループ分けとは、世界的に収集された科学的根拠に基づき発がん性の有無について判定したものであり、グループ1とは十分な証拠があるため「ヒトに対する発がん性がある」と判定されていることを示す。グループ2Bは「ヒトに対して発がん性がある可能性がある」であり、グループ3は「ヒトに対する発がん性について分類できない」を指す。(11) WHO-9とは、WHOが2008年にタバコにおいて低減させるべき9つの有害物質として取り上げたものである【6】。

2012年に米国食品医薬品局(FDA:Food and Drug Administration)は、タバコ製品やタバコの煙に含有され、害を引き起こす可能性があるとして、93種類の有害物質のリスト(FDAリスト)を発表し、タバコ会社に物質量を測定し報告するように求めた【7】。リストの中のほとんどの物質には発がん性が認められ、呼吸器系や心血管系の障害、胎児の発育や脳の発達への障害を引き起こす物質も含まれている。

これらの物質は、従来の紙巻タバコに含まれる危険な有害成分なのである。

加熱式タバコではこれらの有害成分の量はどうなっているのだろうか?

有力な情報源の1つとして日本の保健医療科学院の欅田ら研究グループによる実験結果がある。**図表3-4**にアイコス専用スティックおよび基準となる紙巻タバコから出る有害物質の量を

(11) その他、グループ2Aは、「ヒトに対しておそらく発がん性がある」、グループ4は「ヒトに対する発がん性がない」を指す。

図表3-4　紙巻タバコとアイコスから出る化学物質の量（μg／1本）

	アイコス	基準となる紙巻タバコ
化学物質の種類	Regular	3R4F
1,3-ブタジエン	0.21 ± 0.03	100 ± 7.9
イソプレン	1.7 ± 0.45	930 ± 92
アクリロニトリル	0.14 ± 0.02	28 ± 1.6
ジアセチル	43 ± 5.4	330 ± 21
ベンゼン	0.66 ± 0.09	110 ± 4.4
2,5-ジメチルフラン	1.2 ± 0.25	68 ± 4.8
アセトール	150 ± 32	80 ± 7.8
プロピレングリコール	320 ± 82	14 ± 2
トルエン	1.7 ± 0.26	210 ± 9.6
グリセロール	4000 ± 970	1800 ± 18
ニコチン	1200 ± 130	2100 ± 120
ホルムアルデヒド	4.8 ± 1	41 ± 2.7
アセトアルデヒド	190 ± 16	1500 ± 19
アセトン	36 ± 4.1	630 ± 8.3
アクロレイン	7.3 ± 1.1	130 ± 6.5
クロトンアルデヒド	7.5 ± 0.72	48 ± 3.2
2-ブタノン	9.9 ± 0.93	200 ± 10
ブタナール	19 ± 1.1	76 ± 2.4
ベンズアルデヒド	2 ± 0.37	8.5 ± 1
イソバレルアルデヒド	9.5 ± 0.74	57 ± 0.5
グリオキサール	4.5 ± 0.34	26 ± 0.32
メチルグリオキサール	7.5 ± 1.8	20 ± 2.4
ヘプタナール	6.1 ± 0.4	22 ± 1.4
2-ノネナール	<0.5	<0.5
粒子状物質総量（mg/cig）	39 ± 2.6	34 ± 2.6
タール（mg/cig）	9.8 ± 3	25.2 ± 1.5
一酸化炭素（mg/cig）	0.44 ± 0.04	33 ± 1.8
タバコ特異的ニトロソアミン（ng/cig）		
N-ニトロソノルニコチン	19.2 ± 2.1	311.1 ± 24.3
N-ニトロソアナタビン	34 ± 3.1	246.4 ± 16.9
N-ニトロソアナバシン	4.5 ± 0.5	30.4 ± 2
4-(メチルニトロソアミノ)-1-(3-ピリジル)-1-ブタノン	12.3 ± 1.5	250.4 ± 13.7
タバコ特異的ニトロソアミン総量	70 ± 7.2	838.2 ± 53.7

平均値±標準偏差

（出典）Uchiyama S, Noguchi M, Takagi N et al. Chemical Research in Toxicology 2018; 31: 585-593.
Bekki K, Inaba Y, Uchiyama S, Kunugita N. Journal of UOEH 2017; 39: 201-207.

示す。

紙巻タバコ1本あたり、ニコチンが2100μg、一酸化炭素が33mg、ベンゼンが110μg、ホルムアルデヒドが41μg、タバコ特異的ニトロソアミン総量が838ng、グリセロールが1800μg、粒子状物質総量として34mg、出ているとわかった。

一方、アイコス・スティック1本あたりでは、ニコチンが1200μg、一酸化炭素が0・44mg、ベンゼンが0・66μg、ホルムアルデヒドが4・8μg、タバコ特異的ニトロソアミン総量が70ng、グリセロールが4000μg、粒子状物質総量として39mg、出ているとわかった。ここでは、まずは、多くの種類の有害物質がアイコスからも検出された、という事実が重要だと考える。

次に、紙巻タバコと加熱式タバコを比べる。


タバコ会社が宣伝している通りに、加熱式タバコに含まれる有害物質は紙巻タバコよりも少ないのだろうか？

これまでの複数の分析結果をまとめてくれた親切な論文が2018年に出版された。[8] 加熱式タバコに含まれる有害物質の量に関する報告は、しばらくの間、タバコ会社からの情報だけだったが、2017年以降にはタバコ会社とは独立した研究機関から研究成果が報告されるようになってきた。

図表3-5は、これまでに報告された加熱式タバコと紙巻タバコに含まれる化学物質の量を比

較した文献の結果一覧である。

8本の文献からの結果が横に並べられている。

一番左の文献を例として表の見方を説明する。Schallerらによる2016年の研究は、タバコ会社のフィリップモリス社の研究者が実施した研究であり、アイコスのレギュラー・スティック（図表中のR・IQOS／メンソールではないもの）および3R4Fという名前の基準となる紙巻タバコのそれぞれから出る化学物質の量をHCI法という分析手法[12]で測定し、基準となる紙巻タバコから出るそれぞれの化学物質の量を100％とした場合にアイコスのレギュラー・スティックから出る化学物質の量が何％に相当するのか、という値が％で表されている。例えば、ベンゼンの量は1％未満であり、一酸化炭素は1％、ホルムアルデヒドは11％、ニコチンは73％、グリセロールが203％、粒子状物質総量が122％であった。100％より小さな値は加熱式タバコから出る物質の量のほうが少ないこと、100％より大きな値は加熱式タバコから出る物質の量のほうが多いことを表している。

研究機関の欄をみると、タバコ会社の研究が多くを占め、タバコ会社以外ではベルン大学や日本の保健医療科学院で研究が実施されたとわかる。これまでの経験からタバコ会社は自社に都合

（12）加熱式タバコのエアロゾルやタバコの煙に含まれる有害物質の測定方法には主としてHCI法とISO法があり、HCI法のほうが好ましいと考えられている。分析手法の詳細は他書に譲る。

比較、タバコ会社および独立した研究機関における分析結果一覧

Bekki 2017	Eaton 2018	Forster 2018		Uchiyama 2018		
保健医療科学院	BAT	BAT		保健医療科学院		
R.IQOS	R.glo	R.IQOS	R.glo	R. IQOS	R.glo	R.Ploom TECH
3R4F	3R4F	3R4F	3R4F	3R4F	3R4F	3R4F
HCI	HCI	HCI	HCI	HCI	HCI	HCI
-	<1%	<1%	<1%	<1%	<1%	<1%
-	5%	15%	5%	13%	16%	<1%
-	1%	6%	1%	6%	4%	<1%
-	<1%	<1%	<1%	<1%	<1%	<1%
-	<3%	5%	2%	-	-	-
1%	<1%	1%	<1%	-	-	-
-	6%	11%	6%	12%	24%	<1%
6%	9%	4%	9%	-	-	-
5%	2%	4%	2%	-	-	-
65%	-	57%	23%	57%	27%	13%
328%	-	168%	80%	429%	299%	156%
-	-	182%	129%	222%	278%	178%
119%	-	104%	56%	-	-	-

（出典）下記論文の図表を元に筆者が一部改変して作成。Simonavicius E, McNeill A, Shahab L, Brose LS. Heat-not-burn tobacco products: a systematic literature review. Tobacco Control 2018. Online Published
Uchiyama S, Noguchi M, Takagi N et al. Chem Res Toxicol 2018; 31: 585-593.
Bekki K, Inaba Y, Uchiyama S, Kunugita N. Journal of UOEH 2017; 39: 201-207.

図表3-5　加熱式タバコのエアロゾルに含まれる化学物質量、紙巻タバコとの

文献	Schaller 2016	Schaller 2016	Jaccard 2017	Auer 2017
研究機関	PMI	PMI	PMI	ベルン大学
加熱式タバコの種類	R.IQOS	R.IQOS	R.IQOS	R.IQOS
比較対象の紙巻タバコ	3R4F	3R4F	3R4F	Lucky Strike
分析手法	HCl	HCl	HCl	ISO
1,3- ブタジエン	<1%	<1%	<1%	-
アセトアルデヒド	12%	14%	13%	22%
アクロレイン	7%	7%	6%	82%
ベンゼン	<1%	<1%	<1%	-
ベンゾ [*a*] ピレン	7%	9%	6%	8%
一酸化炭素	1%	2%	1%	-
ホルムアルデヒド	11%	10%	9%	74%
N- ニトロソノルニコチン	5%	6%	4%	-
4-(メチルニトロソアミノ)-1-(3-ピリジル)-1- ブタノン	3%	3%	3%	-
ニコチン	73%	70%	61%	84%
水	203%	231%	-	-
グリセロール	203%	191%	-	-
粒子状物質総量	122%	98%	-	-

略語：BAT, British American Tobacco; ISO, International Organisation for Standardisation; PMI, Philip Morris International; R, regular.

のいい結果だけを報告する傾向があると考えられるため、データを読み解く上で注意が必要になる。

最も多く調べられたアイコス（R・IQOS）の結果について比べてみると、タバコ会社による結果と保健医療科学院での結果で大きな違いは認められなかった。ベルン大学の研究では他の研究とはやや異なる値が観察されているが、分析手法の違いがその原因として考えられる。ベルン大学の研究だけ、異なる方法で研究が実施されていたからだ。

それぞれの化学物質の量（%）をみると、加熱式タバコでは紙巻タバコと比較して、1%未満〜1%程度とかなり少ない物質（1,3−ブタジエン、ベンゼン、一酸化炭素など）、次に3〜9%程度に減っている物質（ベンゾ[a]ピレン、N−ニトロソノルニコチンなど）、10〜100%未満に減っている物質（アセトアルデヒド、アクロレイン、ホルムアルデヒド、ニコチン）、100%前後で同量の物質（粒子状物質総量）、100%以上と増えている物質（水、グリセロール）があるとわかる。一律に有害物質が減少しているわけではないのだ。

〝紙巻タバコと比べて有害物質が約90%低減されている〟とのタバコ会社の宣伝文句の通り、ベンゼンや一酸化炭素などの有害物質は確かに少なかった（図表3-4、図表3-5）。しかし、ホルムアルデヒドやニコチンなど、そんなに減っていない物質もあった。さらには、プロピレングリコールやグリセロールなど加熱式タバコのほうがかなり多くなっている物質もあった。

ニコチンの量は製品による違いがあり、プルーム・テックでは13%、グローでは23〜27%、ア

図表3-6　血中ニコチン濃度の推移

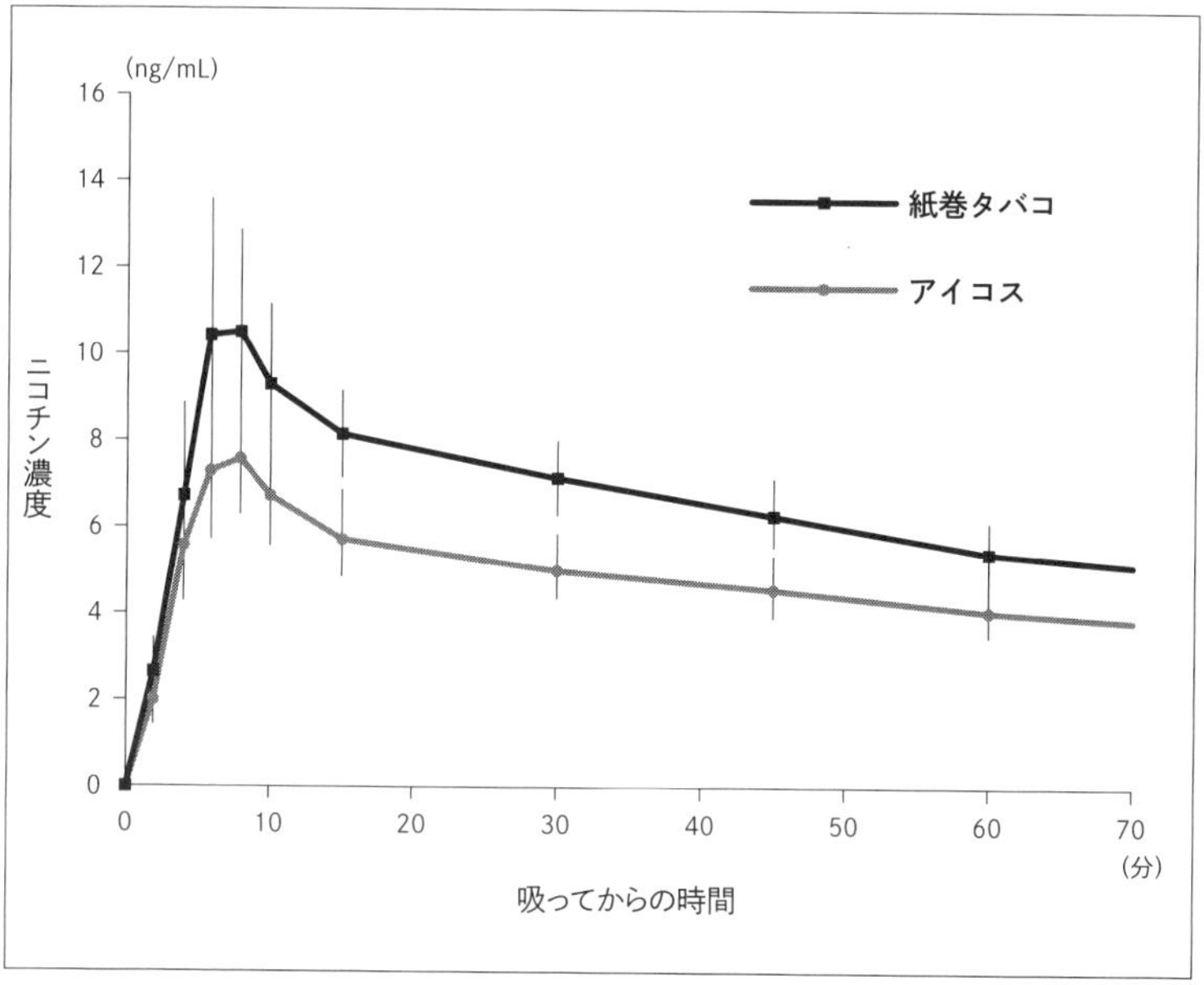

(出典) Picavet P, Haziza C, Lama N et al. Nicotine & Tobacco Research 2016; 18: 557-563.

イコスでは57〜84％となっていた。

アイコスを吸った場合に、体内のニコチン濃度がどうなるのか、図表3-6の通り、フィリップモリス社による研究の結果が報告されている。縦軸がニコチンの血中濃度であり、横軸はタバコを吸ってからの時間が分を単位として示されている。グラフの形を見てほしい。アイコスと紙巻タバコで、ほとんど同じ形をしている。要するに、アイコスでも紙巻タバコと同じようにニコチンが体に吸収されるということだ。これは、紙巻タバコと同じように、アイコスによってニコチン依存症が維持されるということを意味する。このニコチン依存症については**第5章第4節**で述べる。

粒子状物質総量については、加熱式タバコには紙巻タバコとほぼ同じ量が含まれていた。粒子状物質総量は紙巻タバコと加熱式タバコでほぼ同じ量とはいっても、内容がだいぶ違う[9]。加熱式タバコではグリセロールがかなり多くを占めている。プルーム・テックではプロピレングリコールも多い。

加熱式タバコによる受動喫煙はどれぐらい発生するのか？

屋内空間で加熱式タバコを使用したときにどれぐらいの濃度で、粒子状物質や有害物質が検出されるのか、それを調べた研究がこれまでに3つある。その3つの文献の結果をまとめたのが**図表3-7**である。

一番左の文献を例として表の見方を説明する。Ruprechtらによる2017年の研究は、イタリアの国立がんセンターの研究者が実施した研究であり、アイコス・スティックと紙巻タバコのそれぞれを用いた場合に屋内空間に充満する有害物質の濃度を1時間に1・5回換気するという設定で測定し、基準となる紙巻タバコの場合の有害物質の濃度を100％とした場合にアイコス・スティックの場合の有害物質の濃度が何％に相当するのか、という値が％で表されている。例え

図表3-7　加熱式タバコの受動喫煙における粒子状物質および有害物質の量、紙巻タバコとの比較

情報源となる文献	Ruprecht 2017	Mitova 2016	Forster 2018
研究が実施された機関	イタリアの 国立がんセンター	フィリップモリス	ブリティッシュ・ アメリカン・タバコ
加熱式タバコの種類	アイコス	アイコス	グロー
比較対象の紙巻タバコ	いわゆる紙巻タバコ	マルボロ	ラッキーストライク
設定	1.5回の換気／時間	1.2回の換気／時間	1.2回の換気／時間
PM>0.3	2.8%-7.3%	-	-
PM nm	22.0%-24.0%	-	-
PM 1	0.9%-1.0%	-	背景値よりも低値
PM 2.5	1.3%-1.5%	検出されず	背景値よりも低値
PM10	1.5%-1.7%	-	背景値よりも低値
1,3- ブタジエン	-	検出されず	検出されず
アセトアルデヒド	5.0%-5.9%	6.0%	2.2%
アクロレイン	1.8%-2.3%	検出されず	検出されず
アクリロニトリル	-	検出されず	検出されず
ベンゼン	-	1.7%	背景値と同等
一酸化炭素	-	3.8%	検出されず
クロトンアルデヒド	-	検出されず	検出されず
ホルムアルデヒド	6.9%-7.1%	7.6%	10.2%
イソプレン	-	背景値よりも低値	背景値よりも低値
トルエン	-	背景値よりも低値	3.7%
ニコチン	-	6.2%	背景値よりも低値
窒素酸化物	-	背景値よりも低値	背景値よりも低値

注意：背景値を差し引いた数値（%）を提示。（加熱式タバコ使用時濃度－背景値）／（紙巻タバコ使用時濃度－背景値）；“－”は測定されていないことを示す。

PM>0.3：0.3μmよりも大きな粒子状物質

PM nm：10-1000nm の大きさの粒子状物質

（出典）Simonavicius E, McNeill A, Shahab L, Brose LS. Heat-not-burn tobacco products: a systematic literature review. Tobacco Control 2018. Online Published

ば、ＰＭ２・５の濃度は１・３〜１・５％であり、アセトアルデヒドでは５・０〜５・９％、ホルムアルデヒドでは６・９〜７・１％であった。１００％より小さな値は加熱式タバコの場合の濃度のほうが低いことを表している。

３つの文献の結果をみると、タバコ会社からの報告では、粒子状物質（PM：Particulate Matter）が検出されていないのに対して、イタリアの国立がんセンターからの報告では粒子状物質が検出されているとわかる。しかも、タバコ会社による研究では測定されていなかったＰＭｎｍという10〜１０００nmの大きさの粒子状物質が比較的多く出ているとわかった。ただし、比較的多いといっても紙巻タバコと比べると４分の１から５分の１というレベルであり、他の大きさの粒子状物質の濃度は紙巻タバコに比べて低く、ＰＭ２・５で１００分の１から50分の１というレベルであった。[13]

アルデヒド類の濃度を比較すると、タバコ会社による研究ではアクロレインが検出されていないが、イタリアの国立がんセンターの研究では検出されている。アセトアルデヒドおよびホルムアルデヒドについては３つの研究全てにおいて検出されており、紙巻タバコの場合と比較して、おおよそ10分の１から20分の１の濃度であった。

補足コラム　燃焼ではなく、加熱？　正確にはそうでもない

加熱式タバコは最近まで英語では、「Heat-not-burn tobacco products」と呼ばれていたが、燃焼が全くないわけではないことが指摘され、not-burn の文字は使用せず「Heated tobacco products」と呼ばれるようになった。酸素が不十分な状況での燃焼（不完全燃焼）によって発生する一酸化炭素が加熱式タバコからも検出されており、燃焼が全くないわけではないのである。

日本語でも同様に、加熱式タバコが「非燃焼・加熱式タバコ」と呼ばれることがあるが、加熱式タバコのほうが適切だろう。

（13）ＰＭ２・５については１２１ページの（30）を参照のこと。

3 加熱式タバコに多く含まれる未知の物質

前節でみた加熱式タバコから出る化学物質のリスト（図表3-5）では、タバコから出る有害物質のうちの一部だけが取り上げられているため、見逃されてしまっているデータや観点がある。その観点の1つは、加熱式タバコからも紙巻タバコと同じぐらい多くの種類の有害物質が出ているのではないかということである。

前節で述べたように、2012年に米国食品医薬品局（FDA）はタバコから出る93種類の有害物質について調べることをタバコ会社に求めた。しかし、フィリップモリス社は米国でアイコスを申請した際に、58種類の化学物質について報告したが、FDAが求めた有害物質93種類のうちの40種類しか報告しなかった。(15) 報告されなかった53種類のうちの50種は発がん性物質である。

これらの報告について解説してくれた論文がある。【10】

フィリップモリス社はこの米国での申請過程における補足資料で、113種類の化学物質について測定結果を報告していた。フィリップモリス社は、前述の58種類のうちの9種類の有害物質ではアイコスのほうが量が少なかったことを根拠にして〝紙巻タバコと比べて有害物質が約90%低減している〟と宣伝・広告しており、この9種類以外の物質量については言及していない。58種類以外の化学物質の量をみると、実は、1種類だけを除く、報告された全ての化学物質で、紙巻タバコよりも多くの量が加熱式タバコから検出されていたのである。22物質では3倍以上になっており、7物質では10倍以上になっていた。これらの化学物質の有害性はデータが不十分で未知なものが多い。しかし、それらの物質そのもの、そして複合的に作用する毒性がアイコス全体の有害性を構成する主成分となる可能性もある。

アイコスで高かった物質には、毒性が強いことが知られているものも含まれていた。例えば、フラノンという物質は、細胞実験で細胞のDNA損傷を誘発することが示されている食品添加物である。食品添加物としてのデータはあっても、気管から肺へとエアロゾルとして人体に投与された場合の毒性は未知である。また、フランメタノールという物質は、目、鼻、喉および皮膚への刺激性を持ち、脳神経系へ影響すると考えられている。

また、アイコスで高かった3－クロロ－1，2－プロパンジオール（3－MCPD）という物質では、高濃度の細胞実験で突然変異を誘発する効果が観察された。3－クロロ－1，2－プロパンジオールに曝露《ばくろ》されると、ラット(16)の腎臓がんや精巣がんが増加すると報告されている。

---

(14) 米国では、リスクを低減したタバコ（リスク低減タバコ）の販売を承認する仕組みがあり、フィリップモリス社はアイコスをリスク低減タバコとして申請した。その申請は2019年1月時点では認められていない。
(15) ただし、一部の物質では測定方法が確立されていないなどの問題点も指摘されている。
(16) ラットは野生のドブネズミを改良して作られた実験動物の一種。

補足コラム　アイコス互換機

　アイコス互換機とは、アイコス用のタバコ・スティックが使えるように、他社が開発した互換性のある電子機器のことである。さまざまな種類の互換機がインターネット通信販売等により販売され、純正のアイコスの加熱デバイスと比べて費用が安いため、徐々に普及してきているようだ。アイコス用だけでなく、グロー用の互換機やプルーム・テック用の互換バッテリーが開発されてきている。

　本章では、加熱式タバコから出る有害物質の種類と量について書いたが、互換機の場合にはまだデータがない。各互換機によって加熱する方法や温度が異なるため、発生する有害物質の種類や量も異なるものと考えられる。加熱する温度が高い互換機であれば、より多くの有害物質が発生すると予測されるため、注意が必要である。しかし、互換機の種類も多く、研究や実験が追いついていないのが実情である。

4 電子タバコから出る有害物質

ここからは新型タバコの中でも、電子タバコから放出される有害物質についてみていく。

ここでも日本の保健医療科学院で実施された研究の結果をみてみよう。

研究グループは電子タバコから出るエアロゾルを捕集する方法を確立し、電子タバコから出る有害化学物質の量を測定した。この研究では有害物質の中でもホルムアルデヒドなどのアルデヒド類の量が測定された。そして、電子タバコから出るエアロゾル中に、発がん性物質であるホルムアルデヒドやアセトアルデヒド、さらに循環器系疾患への有害性を呈する刺激性物質であるアクロレインなどが発生していたとわかったのである（図表3-8）。

電子タバコでは、カートリッジ液中のグリコール類が加熱され、エアロゾルとなる際に、グリコール類が熱分解して発がん性物質であるホルムアルデヒドなどの有害化学物質が産生される。電子タバコのデバイスの種類によって加熱するために使用される機器の電圧設定はさまざまあるのだが、電圧がおおよそ4ボルトを超えるレベルになるとアルデヒド類の発生量が多くなる傾向が認められた。**図表3-8**では、ホルムアルデヒドが10㎎／㎥よりも高い場合を不良品としているが、不良品率は製品によって異なり、0～40％の間に分布した。

電子タバコから検出されたアルデヒド類の量は、電子タバコの銘柄間およびロット間のばらつ

図表3-8　日本で売られている電子タバコから出るアルデヒド類の量

製品	有害物質多い * 有害物質少ない	不良品率	ホルム アルデヒド	アセト アルデヒド	アクロレイン
A	16	31%	61 ± 64	48 ± 51	7.5 ± 6.9
	35		検出されず	検出されず	検出されず
B	6	20%	44 ± 19	0.3 ± 0.1	12 ± 4.3
	24		2.6 ± 1.6	検出されず	2.2 ± 1.6
C	8	27%	40 ± 28	1.7 ± 2.5	9.7 ± 10
	22		3.1 ± 2.6	検出されず	1.1 ± 1.1
D	12	24%	25 ± 12	36 ± 18	24 ± 19
	37		1.5 ± 1.8	検出されず	検出されず
E	14	40%	31 ± 14	27 ± 11	34 ± 12
	21		1.3 ± 1.5	検出されず	1.2 ± 1.7
F	2	40%	12 ± 1.7	2.8 ± 0.2	2.0 ± 0.1
	3		3.6 ± 3.1	1.6 ± 0.4	1.2 ± 0.5
G	1	4%	53	19	19
	25		検出されず	検出されず	検出されず
H	5	17%	19 ± 8.9	8.3 ± 4.3	8.1 ± 4.0
	25		1.7 ± 2.6	検出されず	検出されず
I	0	0%	-	-	-
	4		検出されず	検出されず	検出されず
J	0	0%	-	-	-
	30		検出されず	検出されず	検出されず
K	0	0%	-	-	-
	30		検出されず	検出されず	検出されず
L	0	0%	-	-	-
	13		検出されず	検出されず	検出されず

* ホルムアルデヒドの濃度が10mg/㎥よりも高いかどうかで分類した。
不良品率＝有害物質多い／（有害物質多い＋有害物質少ない）×100
※単位はmg/㎥、平均値±標準偏差

（出典）Uchiyama S, et al. Analytical Sciences. 2016; 32(5): 549-555

きが大きかったこともあり、平均値で比較すると紙巻タバコよりも低い値であった。しかし、ホルムアルデヒド発生量が紙巻タバコよりも高値になるケースもあった。海外でも、電子タバコからホルムアルデヒドが発生していることが問題視されている。

電子タバコでは、さまざまな製造会社によるさまざまな製品があり、製品が公的な基準により規制されていないため製品間の品質の違いが大きいという問題がある。

5 Q&A：疑問の答え合わせ（1）（2）

疑問（1）：加熱式タバコから有害物質は出ない？

回答：出ている。新型タバコ（加熱式タバコおよび電子タバコ）から発生するエアロゾルは、単なる水蒸気ではない。加熱式タバコから出る有害物質の量は、紙巻タバコと比べて、少ない物質とそうでもない物質があり、有害物質の種類は同様に多い。加熱式タバコを使用した場合の発がん性物質であるタバコ特異性ニトロソアミン総量は紙巻タバコと比較すれば10分の1程度と少ないものの、この量が化粧品などの商品から検出されれば即座に回収・大問題となるレベルである。他にも加熱式タバコには有害だと考えられている未知の物質が多く含まれている。

電子タバコからも、製品によるばらつきがあり比較的少ないものの、発がん性物質であるホルムアルデヒド、アセトアルデヒドやアクロレイン等の有害物質が検出されている。電子タバコでは加熱式タバコよりも有害物質が少ない場合が多いが、ホルムアルデヒドなどのアルデヒド類が紙巻タバコよりも多く出ているケースもある。

疑問(2):加熱式タバコには、ニコチンは含まれない?

回答:含まれる。アイコスでは、紙巻タバコとほとんど同じようにニコチンが吸収される(図表3-6参照)。製品による程度の違いはあるが、全ての加熱式タバコにニコチンが含まれている。そのため、加熱式タバコにおいてもニコチン依存症となってしまうリスクがある。ニコチン依存については**第5章第4節**を参照のこと。

第4章

タバコ会社のマーケティング戦略

KEY POINTS

▼ タバコに甘い日本が狙われた。

▼ 空気を読む国民性がマーケティングに利用された。

▼ 新型タバコは新しいものではない。以前の製品からの改良点はデザインや大きさなどのスタイルだけ。有害物質は減っていない。

▼ 加熱式タバコのテレビCMは違反行為ではないかと指摘されている。

1 日本人のガジェット好きが狙われた

第1章で書いたように、2016年10月時点で、アイコスの販売世界シェアの96%を日本が占めている。世界の中で日本がアイコスの実験場となっているわけだ。

日本はなぜ、こんなことになったのか？

答えはタバコ会社の目線に立って考えるとみえてくる。

日本で加熱式タバコがブレークした理由について、JTのマーケティング部門の責任者は「法律上の規制で電子タバコが国内で出回っていないことのほか、他国と比べ日本人が周りに配慮する性格や、ガジェット（電子機器）好きであることなどが挙げられる」と分析しているようだ[11]。筆者も同意見である。

加熱式タバコを流行させるためには、条件がある。まず、（1）主なターゲットである喫煙者が多くいること、（2）その喫煙者が加熱式タバコに好印象を抱くこと、そして、（3）加熱式タバコを使いたいと思うこと、さらには、（4）加熱式タバコのデバイス代を払うことができること、（5）販売ルートがあること、（6）強力な競合する製品がないこと、といった条件だ。

日本は（1）～（6）の全ての条件を満たした。（1）国内には約2000万人の喫煙者がいる。（2）日本人はガジェット好きだと考えられており、タバコ会社に対するイメージは悪くない。[17]（3）日本人はもともと空気を読む気質であり、近年、神奈川県や兵庫県で受動喫煙を防止する条例が制定されるなど、タバコの煙による他人への害に配慮しなければならないという空気感が増している。そのための配慮する方法として加熱式タバコが注目されている。（4）日本は世界の中で高所得国の1つであり、日本の喫煙者は他国のように貧困層に大きく偏っているわけでもない。加熱式タバコのデバイスを購入できると見込まれた。（5）日本では全国各地にあるタバコ店やコンビニエンスストアなどで加熱式タバコを販売することができる。また（6）米国や英国などではニコチン入りの電子タバコがブレークしており、加熱式タバコの競合製品だと考えられるが、ニコチン入りの電子タバコは日本では認可されていない。

こういった条件のもと、喫煙者に使いたいと思わせることに成功し、実際、日本で多くの人が加熱式タバコを使っているのである。

さらには、加熱式タバコを流行させるために、前提となる条件も必要であった。それは（7）タバコ会社が加熱式タバコの国内販売の認可を得ること、と（8）タバコ会社が加熱式タバコに関する宣伝広告・販売促進活動ができること、である。

米国では、いまだにこれらの前提条件がクリアされておらず、加熱式タバコは販売されていない。しかし、タバコ会社は、日本ではこれらの条件も簡単にクリアできた。

日本はタバコ対策がきちんとできていない国として世界的に有名な国である。タバコ対策に関する国際会議[18]では、日本の代表団[19]がタバコ対策の推進を阻害するような発言を繰り返すため、他国の参加者から冷笑されるという事態が起きている。日本には、たばこ事業法という「たばこ産業の健全な発展を図り、財政収入の安定的確保を目的とする」法律[20]が存在し、日本はタバコに対して非常に寛容な国となっている。

日本がタバコに寛容な国になっている原因の1つとして、日本たばこ産業株式会社（JT、旧・専売公社）という元国営企業のタバコ会社があることは、しばしば指摘されるところである。JTの筆頭株主は国（名義上は財務大臣）であり、全株式の3分の1以上を国が保有している。JTは長きにわたって財務省からの天下り先になっており、JTと財務省のつながりは非常に強いと考えられている。[12]

(17) 2017年に我々の研究グループが実施したインターネット調査の結果からも、JTなどタバコ会社の活動に対して好意的な印象を抱いている人が多くいるとわかっている。

(18) たばこ規制枠組条約（FCTC）に関する国際会議が定期的に開催されている。FCTCとは、世界保健機関（WHO）による「たばこの規制に関する世界保健機関枠組条約（WHO Framework Convention on Tobacco Control)」のことであり、喫煙が健康・社会・環境および経済におよぼす悪影響から現在および将来の世代を守ることを目的として、国際的に共同してタバコ規制を行うことを定めた保健分野で最初の国際条約である。同条約は2005年に発効した。

(19) ここでの日本の代表者には、たばこ事業法を管轄する財務省担当者が含まれる場合が多い。

(20) 第1条の原文は「この法律は、たばこ専売制度の廃止に伴い、製造たばこに係る租税が財政収入において占める地位等にかんがみ、製造たばこの原料用としての国内産の葉たばこの生産及び買入れ並びに製造たばこの製造及び販売の事業等に関し所要の調整を行うことにより、我が国たばこ産業の健全な発展を図り、もつて財政収入の安定的確保及び国民経済の健全な発展に資することを目的とする。」

タバコ製品は、たばこ事業法のもと財務省が管轄している。

そして、新しいタバコ製品である加熱式タバコは、「たばこ事業法」のもと日本で販売することが簡単に承認されたのである（前述の（7）をクリア）。

また、世界の多くの国ではタバコの宣伝・広告が禁止されているが、日本では法律で禁止されておらず、業界が自主規制しているのみだ。タバコ会社はタバコ製品の広告を自主的に禁止しているが、例外を多く認めるルールとなっている。製品広告以外の企業広告、喫煙マナー向上広告、未成年者喫煙防止広告は禁止されていない。自主規制における未成年者への規制ルールが徹底されておらず、緩い判定基準で運用されている。未成年者がよく読むような雑誌であっても、主な読者が成人であれば製品広告が掲載できる。

自主規制ルールは、新型タバコの登場とともに、以前よりもタバコ会社の都合のいいように解釈されているようだ。

JTは新型タバコを連想させるテレビCMを流した（図表2-2参照）。ブリティッシュ・アメリカン・タバコ社のテレビCMでは、CMで表示されたキーワードを検索すると加熱式タバコ、グローのプロモーション・ウェブサイトへとつながるようになっていた。これらのテレビCMは製品広告といってもいいものであり、こういったCMは国が法律により規制するべきだと指摘されている。

未成年者が読むような雑誌であっても、タバコ会社による加熱式タバコの製品広告が展開されている。前述の条件（8）タバコ会社が加熱式タバコに関する宣伝広告・販売促進活動ができること、はクリアされているのである。

宣伝さえできれば、タバコ会社の思うつぼだ。タバコ会社には50年以上にわたるタバコを売り込んできたマーケティング戦略のノウハウがある。恐ろしいことに、タバコ会社には、あまりタバコが普及していなかった発展途上国を相手にタバコを普及させてきたという最近の実績もあるのだ。

タバコ会社による加熱式タバコをかっこよくみせる積極的なプロモーション活動の結果として加熱式タバコは流行した。2019年時点での商品名「アイコス」のローマ字表記は「IQOS」と初めの「I」の文字は大文字が使われている。しかし、当初のアイコスは「iQOS」だった。今でもスティックでは「iQOS」という表記が使われている。アイコスは戦略的に「アップルストアのiPhone」を真似したのではないかと話題になった。初めの「i」はiPhoneと同じく小文字であったのである。

2 印象操作で誘導して誤解させている

タバコ会社のマーケティング戦略は日本での加熱式タバコの流行に強く影響したと考えられる。

図表4-1　有害物質低減に関する加熱式タバコのパンフレットの表記

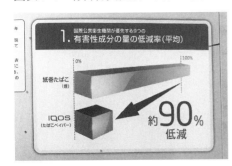

【左】アイコス
(2018年11月コンビニにて配布)

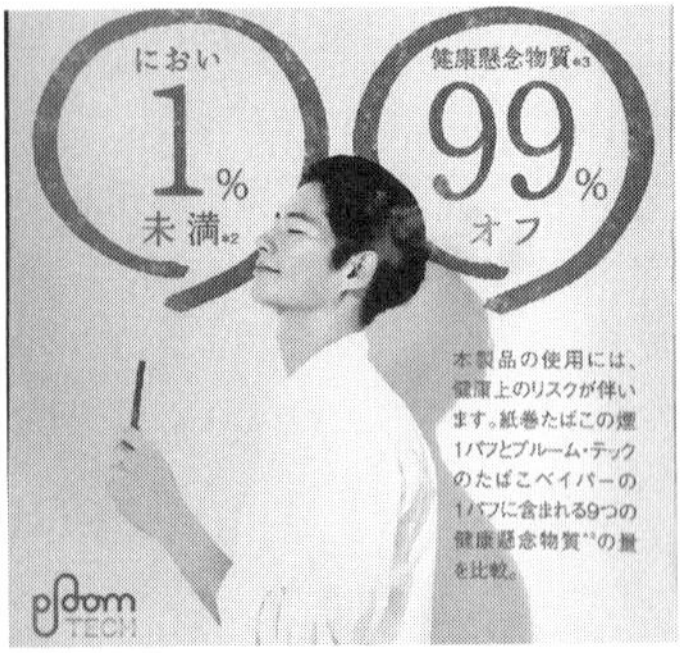

【左下】プルーム・テック
(2018年11月コンビニにて配布)

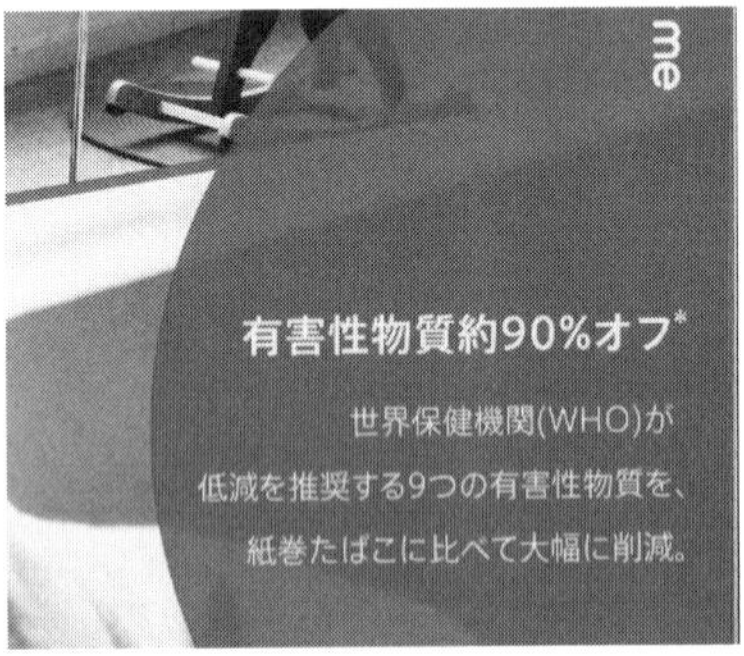

【下】グロー
(2018年1月コンビニにて配布)

タバコ産業は、全ての会社が同じ戦略で加熱式タバコのメリットを訴えている。**図表4-1**の通り、3製品全てのパンフレットに同じような文句が並ぶ。アイコスでは「国際公衆衛生機関が優先する9つの有害性成分の量の低減率が約90%」、プルーム・テックでは「健康懸念物質を99%オフ」、グローでは「有害性物質約90%オフ」(21)と書かれている。

これらの文言を使ったタバコ会社共通のマーケティング戦略によって人々は誘導されているのである。

「〝有害物質が減っている〟という内容を伝えているのであって、〝病気が減る〟といっているわけではない」というタバコ会社の言い訳が聞こえてきそうだ。

確かに、これらのパンフレットには「有害性物質が紙巻タバコと比べて減っている」と書かれているだけで、「病気が減る」とは書かれていない。しかし、世の中の多くの人は、これらの情報をみて「病気が減る」さらには、「ほとんど病気にならない」と誤解しているのである。

タバコ会社の担当者は、このパンフレットを見た人の多くが誤解するかもしれない、と思ったのかもしれない。だからこそだろう、**図表4-2**のような注意書きが書かれているのである。〝「有害性成分の量を約90％低減」の表現は、本製品の健康に及ぼす悪影響が他製品[22]と比べて小さいことを意味するものではありません。〟全ての加熱式タバコで同じように書かれている。よほど注意深く読まなければ、書かれていることさえ気付かないような場所に。

特に、グローの注意書きは考えものだろう。抜粋すると、〝「害も大幅に低減」の表現は、健康におよぼす悪影響が小さいことを意味するものではありません〟としていて、日本語として矛盾している。注釈さえつければ、何でも書いてもよいというわけではないはずなのだが……。

(21) グローのパンフレットには、さらに「世界保健機関（WHO）が低減を推奨する9つの有害性物質を、紙巻タバコに比べて大幅に削減」と記載されており、WHOがあたかも認めたかのように記載しているとして非難された（傍点は筆者による）。

(22) 「他製品」とは紙巻タバコを指している。

図表4-2　加熱式タバコ・パンフレットの有害物質低減の注意書き

アイコス

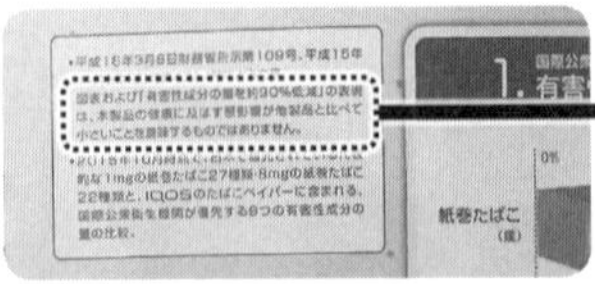

図表および「有害性成分の量を約90% 低減」の表現は、本製品の健康に及ぼす悪影響が他製品と比べて小さいことを意味するものではありません。

プルーム・テック

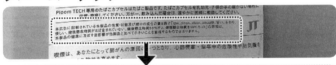

本広告に記載されている本製品の性質・状態及び煙中の成分の量を表す「low、clean、clear、smooth、甘い、ふわり、優しい、健康懸念物質がほぼ含まれていない、健康懸念物質99％オフ、健康懸念物質を99％カット」の表現は、本製品の健康に及ぼす悪影響が他製品と比べて小さいことを意味するものではありません。

グロー

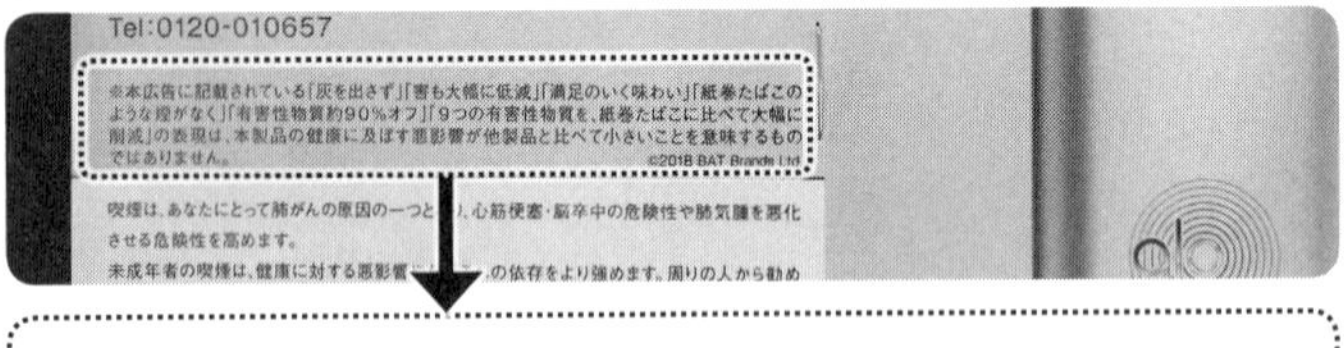

本広告に記載されている「灰を出さず」「害も大幅に低減」「満足のいく味わい」「紙巻たばこのような煙がなく」「有害物質約90％オフ」「9つの有害性物質を、紙巻たばこに比べて大幅に削減」の表現は、本製品の健康に及ぼす悪影響が他製品と比べて小さいことを意味するものではありません。

補足コラム　ライトなタバコはない

タバコ会社による印象操作で誘導してわざと誤解させる手法は、今回に始まったことではない。これまでも、世界中のタバコで、「ライト」や「マイルド」といったタバコの害が少ないかのように誤解させる表現が使われてきた。

日本のタバコでは、いまだにニコチン0・3㎎のタバコにエクストラライトなどと「ライト」という表現が使われているが、これらのタバコに含まれる有害物質の量はニコチン1・2㎎などのタバコと比較してほとんど変わらないとわかっている。実は、どのタバコでもタバコ1本に含まれているニコチンの量はほとんど変わらない。どれも同じタバコなのだが、タバコのフィルター部分に通気口が開けられることで、機械で測定した場合のニコチンの量が変わるだけなのである。実際に人間が吸うときには通気口を口や指で塞《ふさ》いで吸うので、どのタバコでもほとんど同じ量の有害物質を吸引することとなる。[23]

タバコ会社がライトと呼んでいるタバコも、ライトではないタバコも同じように有害なのだ。しかし、タバコ会社はライトなタバコのほうがましだと印象付けて誤解させることに成

(23) 詳細については次の報告書の第2章を参照のこと。
厚生労働省、喫煙の健康影響に関する検討会．喫煙と健康　喫煙の健康影響に関する検討会報告書．2016．http://www.mhlw.go.jp/stf/shingi2/0000135586.html

功している。

3 実は昔からあった製品――そこにイノベーションはない

実は、タバコ会社は昔からずっとタバコの害を少なくする研究に取り組んできている。しかし、その研究が成功したという話は聞いたことがない。

アイコスやプルーム・テック、グローといった加熱式タバコが発売される前にも、図表4-3の通り、加熱するデバイスを用いたタバコ製品が何度も市場に投入されてきた。

R.J.レイノルズ・タバコ・カンパニーは約30年前の1988年に「プレミア」という加熱式タバコを米国で発売している。これは紙巻タバコ1本の中にカーボンの加熱棒を入れ、その周囲をタバコ葉やフレーバー粒などで巻いたものだ。R.J.レイノルズ・タバコ・カンパニーは、健康志向でタバコを止めた禁煙者をプレミアによって再喫煙させようと試みた。そのキャッチコピーは、タバコと同じ外観だが、タバコを燃やさずフレーバーを楽しめ、ニコチンもタールもほとんど含まない、というもので、今のアイコスやプルーム・テックとよく似た宣伝文句が使われていた。だが、消費者に受け入れられず、プレミアは1年で市場から撤退した。

図表4-3　世界の加熱式タバコ年表

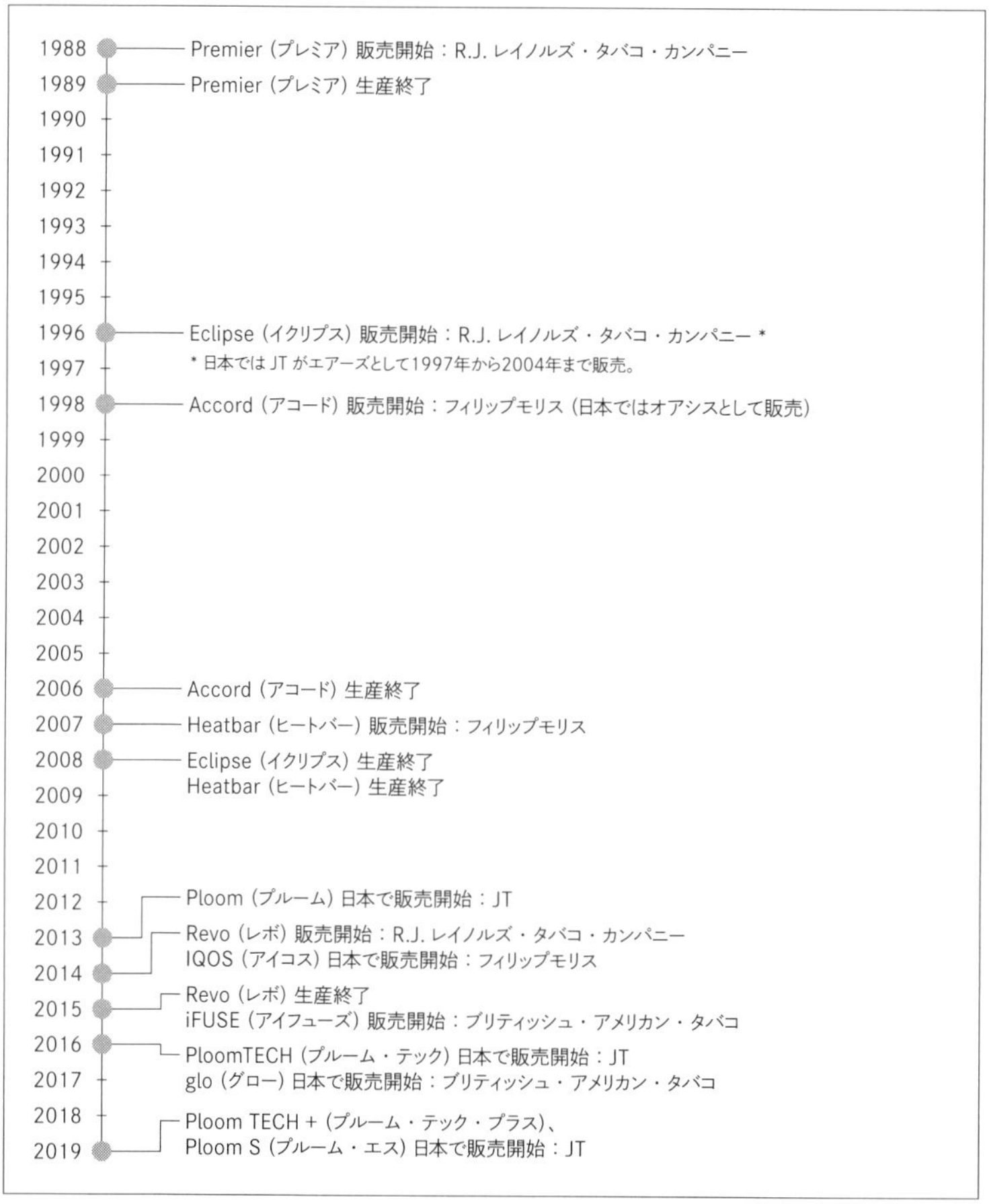
1988 Premier（プレミア）販売開始：R.J. レイノルズ・タバコ・カンパニー
1989 Premier（プレミア）生産終了
1990
1991
1992
1993
1994
1995
1996 Eclipse（イクリプス）販売開始：R.J. レイノルズ・タバコ・カンパニー *
* 日本では JT がエアーズとして1997年から2004年まで販売。
1997
1998 Accord（アコード）販売開始：フィリップモリス（日本ではオアシスとして販売）
1999
2000
2001
2002
2003
2004
2005
2006 Accord（アコード）生産終了
2007 Heatbar（ヒートバー）販売開始：フィリップモリス
2008 Eclipse（イクリプス）生産終了
Heatbar（ヒートバー）生産終了
2009
2010
2011
2012
2013
2014
2015
2016
2017
2018
2019
Ploom（プルーム）日本で販売開始：JT
Revo（レボ）販売開始：R.J. レイノルズ・タバコ・カンパニー
IQOS（アイコス）日本で販売開始：フィリップモリス
Revo（レボ）生産終了
iFUSE（アイフューズ）販売開始：ブリティッシュ・アメリカン・タバコ
PloomTECH（プルーム・テック）日本で販売開始：JT
glo（グロー）日本で販売開始：ブリティッシュ・アメリカン・タバコ
Ploom TECH +（プルーム・テック・プラス）、
Ploom S（プルーム・エス）日本で販売開始：JT

（出典）World Health Organization, Heated tobacco products (HTPs) market monitoring information sheet 2018.
http://apps.who.int/iris/bitstream/handle/10665/273459/WHO-NMH-PND-18.7-eng.pdf?ua=1（2019年2月12日アクセス）を筆者が一部改編

R.J.レイノルズ・タバコ・カンパニーは懲りずに1996年にも「イクリプス」という次の加熱式タバコを発売した。イクリプスは2014年に生産を中止し、再度「レボ」という名前に変えて、市場に出したが1年で生産は終了している。

フィリップモリス社は1998年に「アコード」という名前の加熱式タバコを発売した。これは日本ではオアシスという商品名で東京でも試験販売された。アコードは加熱式デバイスに専用の紙巻タバコを突き刺し、加熱して吸う仕組みとなっている。だが、これも消費者に受け入れられず、2006年に生産を終了している。

なぜ、アコードは売れず、アイコスは売れたのか？

それを丁寧に解説してくれた論文がある。[13]

アイコスとアコードの違いは何か？　何らかのイノベーションがあったのか？

実は、そこに何もイノベーションはなかった、とその論文の著者エリアス氏は言う。アイコスは売れなかったアコードとほとんど同じ製品なのだ。基本的構造が同じで、広告のコンセプトも同じ、吸い方も同じ（図表4-4）で、さらには有害物質の量も同レベルなのである。

では、アイコスはなぜ売れたのか？

エリアス氏は販売戦略を少し変えただけで売れた可能性があると考察している。アコードでは「クリーン」なタバコとして広告展開された一方、アイコスでは「健康リスクを減らす」として広告展開された。アコードが売られた約10～20年前と違い、人々の健康意識が高まっていたこと

図表4-4　アコード（1998年）とアイコス（2014年）の比較

	アコード	アイコス
タバコ・ スティック	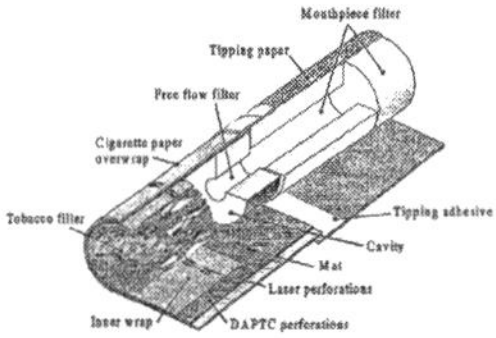	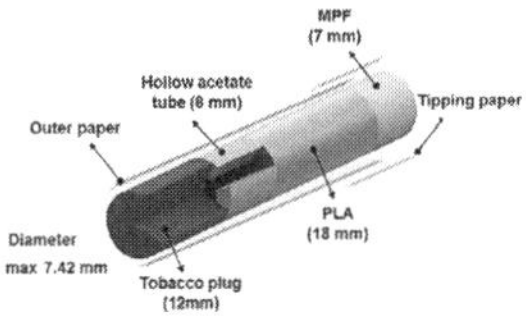
加熱デバイス	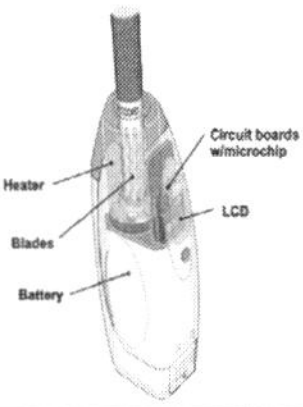	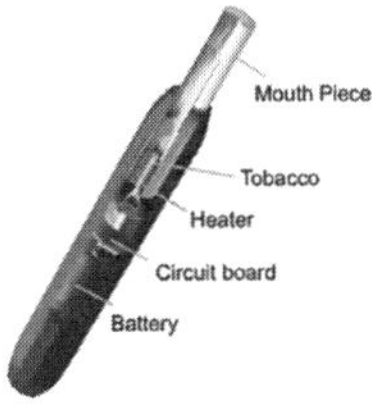
広告	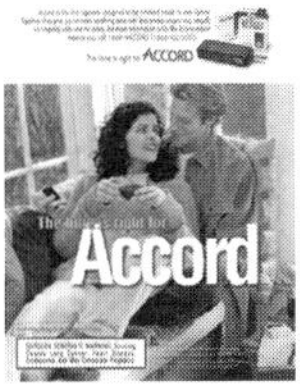	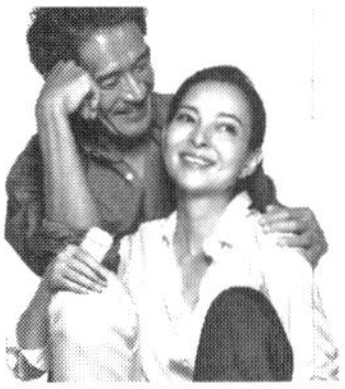
吸い方	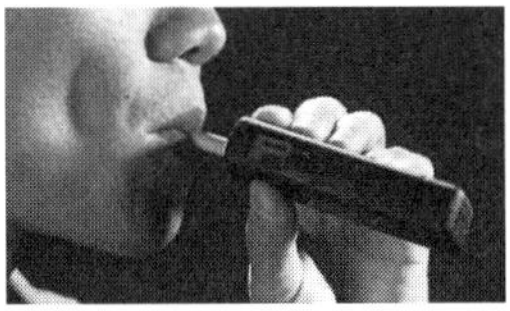	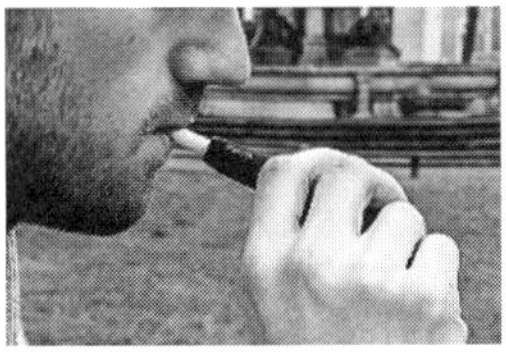

Photo credit for Product in Use images: www.vaping360.com and WGBH Educational Foundation.

（出典）Elias J, et al. Tobacco Control 2018;27:s102-s110. doi:10.1136/tobaccocontrol-2018-054327を筆者が一部改変

でアイコスの「健康リスク減」をアピールする戦略がはまったというのだ。たまたま時代がマッチしていたということであり、本当に健康リスクを減らせる製品が開発されたというわけではない。健康リスクが減るという証拠はどこにもないのである。

図表4-3の2019年のところをみてほしい。

2019年1月17日、JTはこれまでのプルーム・テックに加えて、約200度の高温で加熱するプルーム・エス（Ploom S）という新しい加熱式タバコを1月29日から発売するとプレスリリースした。[24] これを伝えたニュース等の記事は、JTのプレスリリースの内容がそのまま報道されたものばかりであった。残念ながら、この出来事に潜《ひそ》む大きな問題点は伝えられていない。

JTのプルーム・テックは、有害物質が紙巻タバコに比べて、匂いも有害物質も「1%未満」であることを売りにしていた。しかし、そこに、JTは従来のプルーム・テックと比べて、有害物質が明らかに多い製品（プルーム・エス）をリリースした。

プルーム・エスでは、紙巻タバコと比べ、匂いは「5%未満」で、有害物質量が「10%未満」と示された。これは、プルーム・テックと比較すれば、匂いは5倍、有害物質は10倍だ。読者の皆さんは、この事実をどのように判断されるだろうか。

4 メディアが書けないタバコのリスク――書けない理由

驚くほどに、日本のメディアはタバコの害に関する情報を取り上げてこなかった。

残念ながら、テレビやラジオなどの主要メディアでは、タバコの問題がきちんと伝えられることが少ない。

皆さんがこれまでに見た、テレビ番組で「がんを予防する方法」として伝えられていたのはどんなストーリーだろうか？

もしかすると「野菜を食べると大腸がんが減らせる」とか「玉ねぎに含まれるリコピンという成分にはがんを予防する効果がある」とかそんなストーリーではなかっただろうか？

残念ながら、そのストーリーは科学的根拠に基づく優先順位に従って作られたものではない。確かに野菜や果物を多く食べている人のほうが大腸がんや胃がんになりにくかった、という研究もあったのだが、その関連は現在のところ「確実と言えるレベルではない」と判断されているのだ。[25]

国立がん研究センターは、科学的根拠に基づいて判断し、がんを予防できる要因についてまと

(24) ＪＴのウェブサイト、２０１９年度プレスリリースhttps://www.jti.co.jp/investors/library/press_releases/2019/0117_01.html（アクセス日：２０１９年2月12日）WebCite®によりアーカイブした（http://www.webcitation.org/75f4N02Lk）

(25) 野菜をとると、がん予防できるというストーリーが全く重要ではないと指摘しているわけではない。禁煙することのほうが、優先順位が高いと指摘しているのである。

図表4-5　がんの危険因子

	胃	大腸	肝臓	肺	乳房
確実	**喫煙** ピロリ菌感染	多量飲酒	**喫煙** 多量飲酒 肝炎ウイルス感染	**喫煙**	閉経後の肥満
ほぼ確実	塩分	**喫煙** 肥満 運動不足	肥満 糖尿病	受動喫煙 職業性 アスベスト	
可能性あり	穀類	保存肉			**喫煙** 運動不足 授乳なし 閉経前の肥満
データ不十分	飲酒 肥満			運動不足 肥満 飲酒	多量飲酒

(出典) 科学的根拠に基づくがんリスク評価とがん予防ガイドライン提言に関する研究：研究班によるパンフレット2017年版（第4版） https://epi.ncc.go.jp/can_prev/index.html
U.S. Department of Health and Human Services, Centers for Disease Control, Office on Smoking and Health. The health consequences of smoking - 50 years of progress. A report of the Surgeon General. Rockville, USA 2014.
上記2つの資料を総合的に判定し、筆者が表を作成した。

めている（図表4-6：後で詳しく説明する）。野菜をとると大腸がんが減るかどうかデータが不十分だと考えられているのである。

図表4-5には、「がんの危険因子」すなわち、あることをすると、がんになってしまう危険性が高まる要因が示されている。

胃がんについて説明する。科学的根拠に基づき、「喫煙」と「ピロリ菌感染」は〝確実〟に胃がんを増やす。〝確実〟

図表4-6　がんの防御因子

	胃	大腸	肝臓	肺	乳房
確実					
ほぼ確実			コーヒー		
可能性あり	野菜・果物 緑茶（女）	カルシウム 食物繊維 魚由来の 不飽和脂肪酸		果物	大豆 イソフラボン
データ不十分	緑茶（男）	野菜・果物	野菜・果物	野菜	野菜・果物

がんの防御因子に“確実”と認定されているものはなく、“ほぼ確実”もほとんどない。ここに載せた因子は食物中の栄養素を見たもので、サプリメントとしてのカルシウムやイソフラボン製剤に関する研究はない。

(出典) 科学的根拠に基づくがんリスク評価とがん予防ガイドライン提言に関する研究：研究班によるパンフレット2017年版（第4版） https://epi.ncc.go.jp/can_prev/index.html

というのはそれに関して科学的根拠が十分にあることを示している。また、「塩分」をとりすぎると〝ほぼ確実〟に胃がんが増える。「穀類」をとりすぎると胃がんが増える〝可能性がある〟。また、「飲酒」や「肥満」により胃がんが増えるかどうかは〝データが不十分〟である。

この図表には日本に多いがんの部位を取り上げた。胃がん、大腸がん、肝臓がん、肺がん、乳がんの5部位のがんで、日本人におけるがんのほとんどを占める。図表を部位横断的にみてもらえれば、これらのがんに共通した危険因子がわかるだろう。科学的根拠が十分にある〝確実〟および〝ほぼ確実〟というところに注目してほしい。ほぼ全ての部位で「喫煙」は危険因子だと判定されているのだ。

このデータに基づけば、がんを予防するために最も重要なことは禁煙することだとわかってもらえると思う。それが科学的根拠に基づいた結論である。

一方、**図表4-6**には、「がんの防御因子」すなわち、あることをすると、がんになるのを防ぐことができるものが示されている。

図表4-5と対比してみてほしい。表の見方は同じだ。すぐに気付くと思う。〝確実〟もしくは〝ほぼ確実〟にがんを予防できるとわかっている防御因子はほとんどない、と。「コーヒー」を飲む人では飲まない人と比べて〝ほぼ確実〟に肝臓がんを減らせるとわかっている。〝確実〟もしくは〝ほぼ確実〟だとわかっている防御因子はこれだけなのだ。

筆者はこの〝ほぼ確実〟なデータを基にして、コーヒーが嫌いな人にもコーヒーを勧めようとは考えない。コーヒーをもし飲むようにしたとしても、防ぐことができるのは肝臓がんだけである。しかも、コーヒーにはカフェイン等による健康リスクもあるのだ。

肝臓がんを防ぐなら、**図表4-5**にあるように「肝炎ウイルス感染」に対する治療および「多量飲酒」を止めることを勧める。効果は〝確実〟だ。

図表4-7　JTによるテレビ番組（提供番組情報）

	月	火	水	木	金	土	日
21時						〈フジテレビ系列〉 土曜プレミアム 21:00～23:10	〈日本テレビ系列〉 行列のできる法律相談所 21:00～21:54
22時		〈テレビ朝日系列〉 報道ステーション 21:54～23:15		〈テレビ東京系列〉 カンブリア宮殿 22:00～22:54			
23時	〈TBS系列〉 NEWS 23 23:10～23:56	〈TBS系列〉 NEWS 23 23:10～23:56	〈TBS系列〉 NEWS 23 23:10～23:56	〈TBS系列〉 NEWS 23 23:10～23:56	〈TBS系列〉 NEWS 23 23:30～24:15		
24時							

2018年10月現在

（出典）JTウェブサイト　https://www.jti.co.jp/corporate/tvcm/timeline/index.html
（2019年2月12日アクセス）

野菜や果物、特定の栄養素を多く食べたとしてもがんを防げるかどうか、〝データは不十分〟なのである。

残念ながら、メディアでは科学的根拠よりも視聴者受けするかどうかが重視され、結果的に〝野菜を食べるとがんを減らせる〟などのキャッチーな内容が放送されているようだ。

さらに、メディアでタバコ問題が取り上げられにくい背景には、JTの影響もあるだろう。JTはメディアに継続的に広告費を投じてきている。JTによる提供番組情報（図表4-7）をみると、TB

S、テレビ朝日、テレビ東京、フジテレビ、日本テレビと主要なテレビ局に提供していることがわかる。JTはこれらのテレビ局に対して影響力を有していると考えられる。

JTによる新型タバコをイメージさせるテレビCM（図表2-2）は、業界による自主規制の違反ではないかと話題になった。タバコや新型タバコをかっこよくみせようとした製品広告CMであるとの指摘である。

タバコにはすでに「かっこ悪い」というイメージがついている。ある大学生のアンケート調査[26]では、男女ともに89%の学生が、「タバコを吸う異性に悪い印象を持つ」と回答していた。さらには、男子学生の69%、女子学生の61%が、「タバコを吸う異性とは結婚できない」と回答していた。

タバコ会社は、すでにでき上がっている「タバコはかっこ悪い」というイメージを新型タバコによって覆《くつがえ》そうと必死になっているのかもしれない。

5 タバコ会社からタバコを吸う人への屈辱的メッセージ

タバコ会社は加熱式タバコの広告によって屈辱的メッセージをタバコを吸う人たちに突き付け

図表4-8　アイコスのパンフレットに書かれた健康リスク

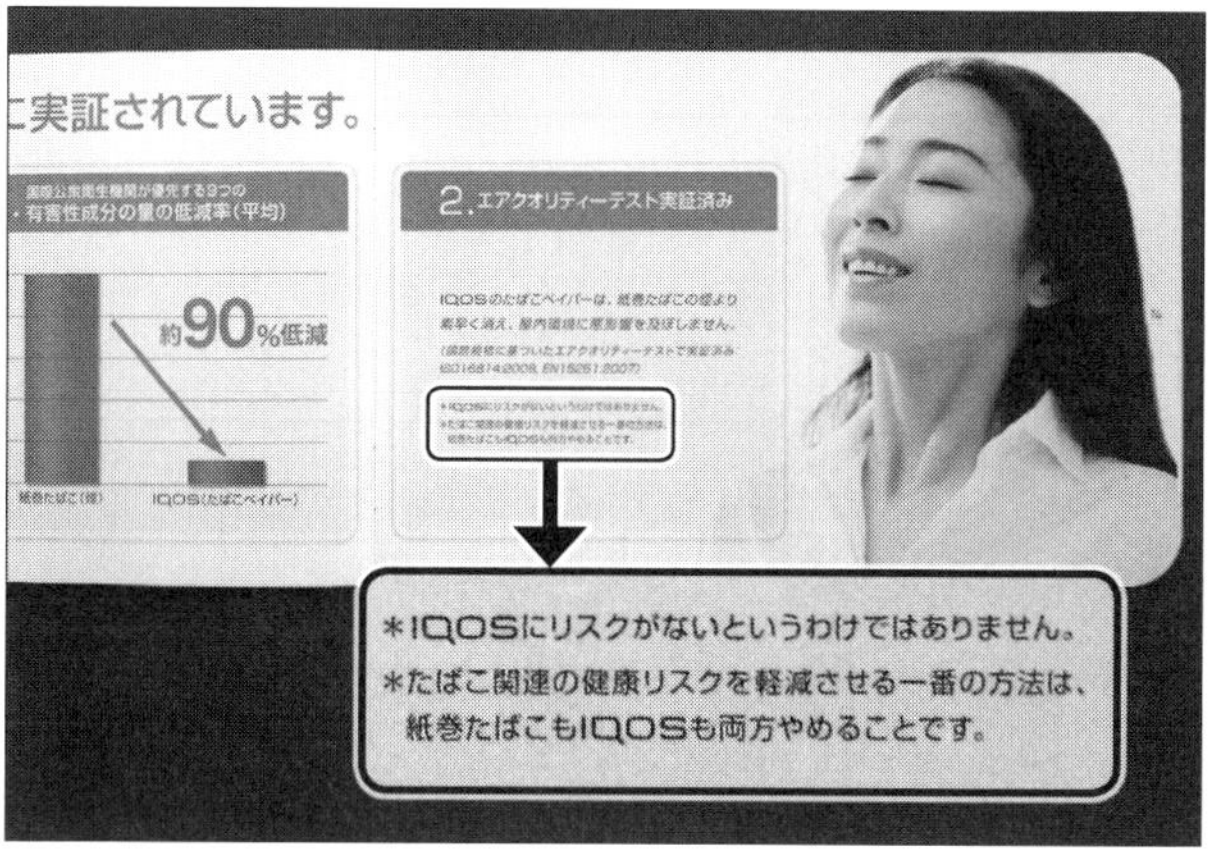

ている。２０１７年の正月、フィリップモリス社は新聞に2面全てを使った巨大な広告を掲載した。日本全国で配布されているアイコスのパンフレットの文章（図表4-8）と同じく、その広告の一部には次のように書かれていた。

「ＩＱＯＳにリスクがないというわけではありません。

たばこ関連の健康リスクを軽減させる一番の方法は、紙巻たばこもＩＱＯＳも両方やめることです。」

タバコ会社は、リスクがないとは言ってませんよ、タバコを止めるのが一番ですよ、と彼らの一番の顧客であるタバコを吸う人へ伝えているわけだ。タバコにはリスクがある[27]と伝えましたよ、それをわかった上で吸ってますよね、伝えました

(26) 法政大学の学生に対して行われた調査。
(27) 正確には「リスクがある」とは言っていない。リスクがないわけではないとしている。

からね、ということだろう。

このメッセージは意図的に正月に届けられている、と考えるのは、うがった見方だろうか。正月は、多くのタバコを吸う人が家族でゆっくりと過ごし、禁煙するきっかけとなるタイミングでもある。この広告が投入されたことにより、正月にタバコを止めようとした者のうちのどれだけが、タバコを完全に止めるのではなく、加熱式タバコに流れてしまったのかを知るすべはない。

アイコスストアでは**図表4-9**のような文章が掲示されている。

その内容に筆者は驚かされた。

そこには「ＩＱＯＳへの切り替えのための基本ポリシー」として6つのポリシーが書かれている。

1番目から3番目のポリシーを要約すると、「タバコを続けたい人はアイコスに切り替えましょう」であり、ここまでは論理的にも理解可能である。

だが、問題は4番目以降の論理の展開だ。

4番目のポリシーでは、「リスクを減らすために、紙巻タバコもアイコスも両方止めよう」としているにもかかわらず、5番目では「紙巻タバコからアイコスに完全に切り替えないとアイコスのメリットはないですよ」となる。

図表4-9　アイコスストアに掲示されている文章

IQOS

This changes everything

IQOSは、科学的に実証された煙の出ない製品であり、成人喫煙者にとって紙巻きたばこの喫煙よりもはるかに良い選択といえます。私たちはいつの日か、すべての紙巻きたばこをIQOSのような煙の出ない製品に完全に切り替えることを目指しています。

IQOSへの切り替えのための基本ポリシー

1. IQOSは、今後もたばこ製品を楽しみ続けたいと思っている成人喫煙者向けの製品です。
2. 私たちは、IQOSを非喫煙者や元喫煙者には提供しません。
3. 私たちは、今後も喫煙を続ける意思のあるすべての成人喫煙者が、IQOSのような煙の出ない製品に切替えることを目指しています。私たちは、情報のご提供やご案内を通じて、成人喫煙者の切替えを積極的にサポートしていきます。
4. IQOSは、禁煙の代替手段ではありません。たばこ関連の健康リスクを軽減させる一番の方法は、紙巻きたばこもIQOSも両方やめることです。
5. 成人喫煙者がIQOSの便益を体感するには、紙巻きたばこの喫煙を完全にやめて、IQOSに完全に切替える必要があります。
6. IQOSにリスクがないわけではなく、紙巻きたばこの安全な代替品でもありません。しかし、紙巻きたばこの喫煙よりもはるかに良い選択といえます。

※筆者が2018年11月、東京のアイコスストアで確認。

6番目のポリシーは、矛盾している。「アイコスは紙巻タバコより安全とは言えない」と言っておきながら、「アイコスは紙巻タバコよりはるかに良い」としているのである。

実は、書き出しからしておかしい。「ＩＱＯＳは、科学的に実証された煙の出ない製品」と書かれているが、科学的・学術的には「煙が出ない」と認められているわけではない。**第3章**でもみた通り、タバコ会社による研究でもその他の独立した研究機関による研究においても、空気中に有害化学物質が放出されていると実証されている。むしろ、煙は出ていると実証されているのである。

ただし、「煙」というと「煙」の定義の問題にすり替えられてしまうかもしれない。加熱式タバコではエアロゾルが出ているのであって、煙ではないと。そういう定義の問題ではない、と主張しておきたい。

煙であろうと、エアロゾルであろうと、呼び名はいずれにせよ、空気中に有害物質は確かに出ていて、そこに人がいれば有害物質を吸い込むこととなるのである。

6 タバコ会社を今度は信じる？

加熱式タバコを販売しているのは全てタバコ会社である。1950年代にタバコの有害性が実証されて以降、タバコ会社は事実とは異なる情報を社会に発信し続けてきたということが、タバコ会社の内部資料や内部告発などの多くの証拠により、明らかにされているのだ。[14]

その代表的な手法を紹介しよう。

タバコを吸う人の多くは程度の差はあれニコチン依存症の状態になっている。しかし、タバコ産業はその事実を知りながら、「依存はない」とずっと嘘をついてきたことがタバコ会社の内部文書から明らかになっている。映画『インサイダー』ではタバコ会社による意図的な悪事が詳細に描写されている。タバコ産業は添加物を加えてより依存症になりやすいタバコを開発するなどしていたにもかかわらず、「タバコに依存性はない」と繰り返し、主張してきたのである。タバコ会社は人々が誤解した状況（この場合にはタバコには依存性はないと信じる人もいて、タバコに手を出しやすくなること）を少しでも長く維持することを意図してきたと非難されてしかるべきだろう。

現在はタバコ会社もタバコの依存性を認めている。

いまだにＪＴは受動喫煙に害があることを認めていない。フィリップモリス社など他のタバコ会社は受動喫煙の有害性を認めている。しかし、ＪＴは「受動喫煙に害があるかどうかは科学的に証明されていない」という見解を崩さず、世界的に研究者や専門家が導いた結論とは明らかに違うことを訴えているのだ。

ＪＴは受動喫煙について次のようにコメントしている[15]。

受動喫煙については、周囲の方々、特にたばこを吸われない方々にとっては迷惑なものとなることがあることから、ＪＴは、周囲の方々への気配り、思いやりを示していただけるよう、たばこを吸われる方々にお願いしています。

受動喫煙（環境中たばこ煙）は非喫煙者の疾病の原因であるという主張については、説得力のある形では示されていません。受動喫煙への曝露と非喫煙者の疾病発生率の上昇との統計的関連性は立証されていないものと私たちは考えています。

こういったコメントに対して、国立がん研究センターは反論をウェブサイト上に掲載した。

受動喫煙は「迷惑」や「気配り、思いやり」の問題ではなく、「健康被害」「他者危害」の問題である。健康被害・他者危害があるという科学的事実に基づいて、公共の場および職場での喫煙を法律で規制するなど、たばこ規制枠組み条約(28)で推奨されている受動喫煙防止策を実施することが必要である。

ＪＴが受動喫煙の害を認めると、その情報を知った喫煙者が他人に配慮してタバコを吸いづらくなり、タバコを止める人が増えるだろう。だからこそ、ＪＴは受動喫煙の害を認められないのだろう。それは、〝空気を読む〟という日本人の国民性を踏まえた判断なのかもしれない。世界の他のタバコ会社は受動喫煙の害を認めている。

これまでずっと繰り返してきたように「タバコの新製品は、今までのタバコ製品と違ってクリーンで害が少ない」というのはタバコ会社の基本戦略である。そして、後になって振り返ってみると、その新製品にはやはり従来のそれと変わらない害があった、となっているのだ。

補足コラム　ＪＴを正しく知ることが日本のタバコ問題を理解するための大きな一歩

日本のタバコ対策に詳しいハワイ大学のマーク・レビン教授はＪＴに関する大きな誤解について真実を知っておく必要があると訴えている。【16】日本人の多くが「ＪＴが食品や医薬品

(28) たばこ規制枠組条約については、１４６ページを参照のこと。

図表4-10　JTの営業利益の推移

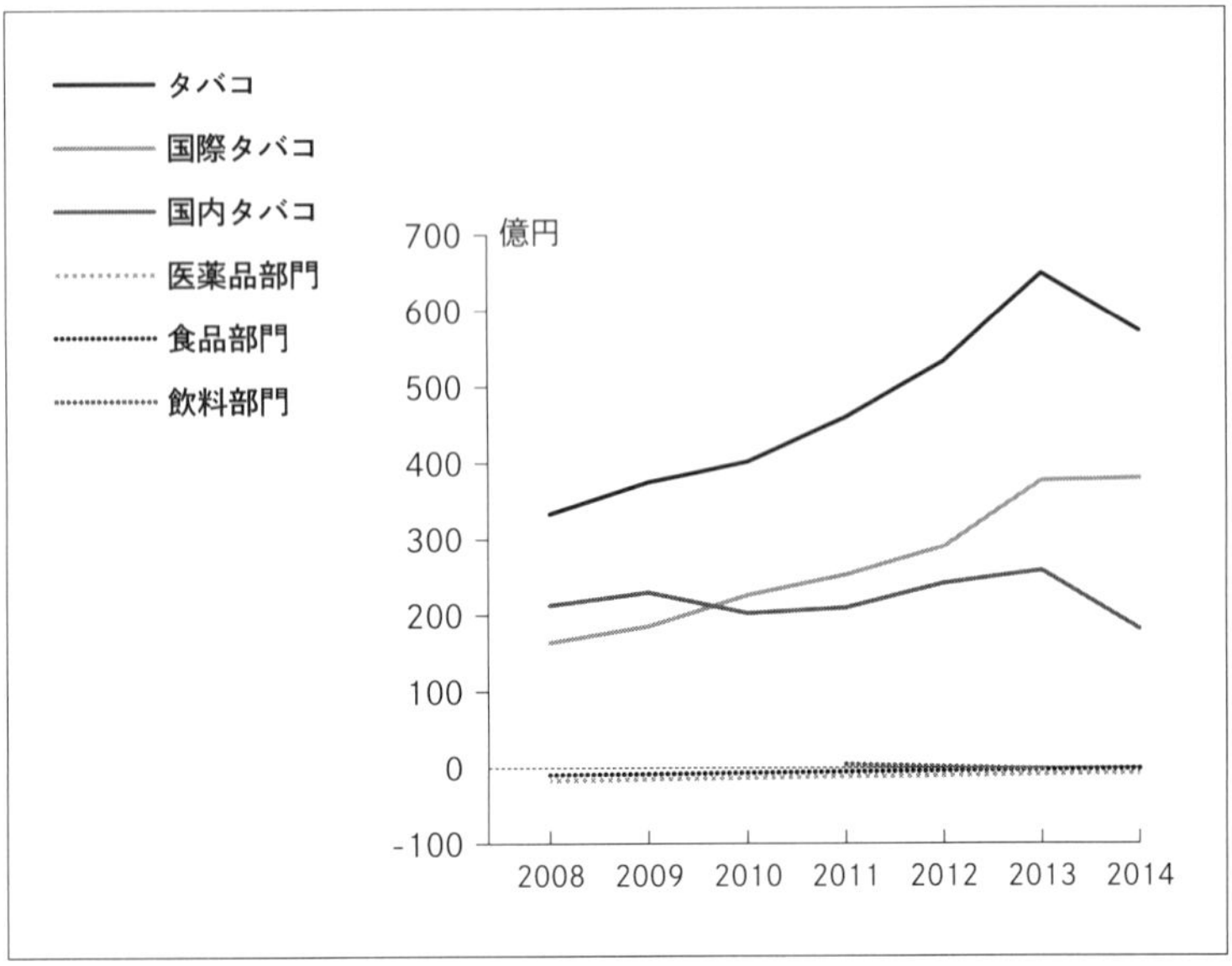

(出典) Levin MA. 日本タバコ規制推進活動を行う皆様に私から伝えたい5つのこと　第8回日本禁煙学会学術総会特別講演沖縄コンベンションセンター 2014年11月15日 . 日本禁煙学会雑誌 2015; 10: 13-18.

も扱っているため、タバコだけの会社ではない」と誤解している、また「JTは日本だけを対象にした会社だ」と誤解していると指摘する。

JTは食品や医薬品の部門も持っているが、実際のところは紛れもないタバコ会社である。図表4-10をみてほしい。営業利益の全てをタバコが占めており、食品部門も医薬品部門も営業利益はなく、赤字部門なのであ

図表4-11　JT海外タバコ事業のタバコ販売本数の推移

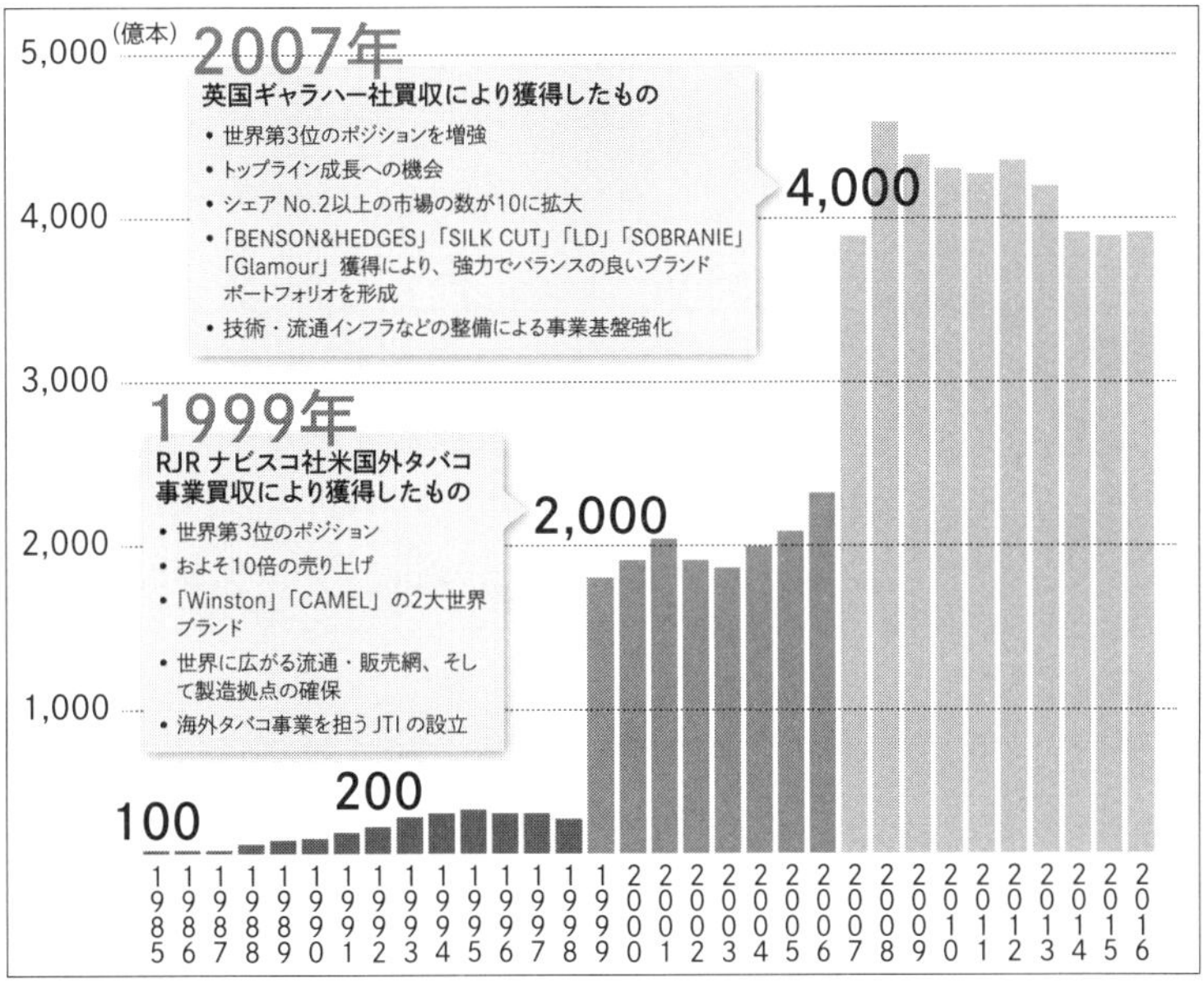

（出典）JTウェブサイト　https://www.jti.co.jp/recruit/fresh/college/2018/about/ma/index.html（2019年2月12日アクセス）

る。

なぜ、JTは赤字部門を持ち続けているのか？

それは、〝役に立っている〟と経営者が考えているからであろう。では何の役に立っているのか？ タバコの宣伝広告活動が規制されている中で、食品・医薬品部門は、テレビCMや宣伝広告活動を積極的に実施している。食品・医薬品部門は、タバコ会社であるJTのイメージアッ

図表4-12　JTがシェア1位の国と地域（2013年以降版）

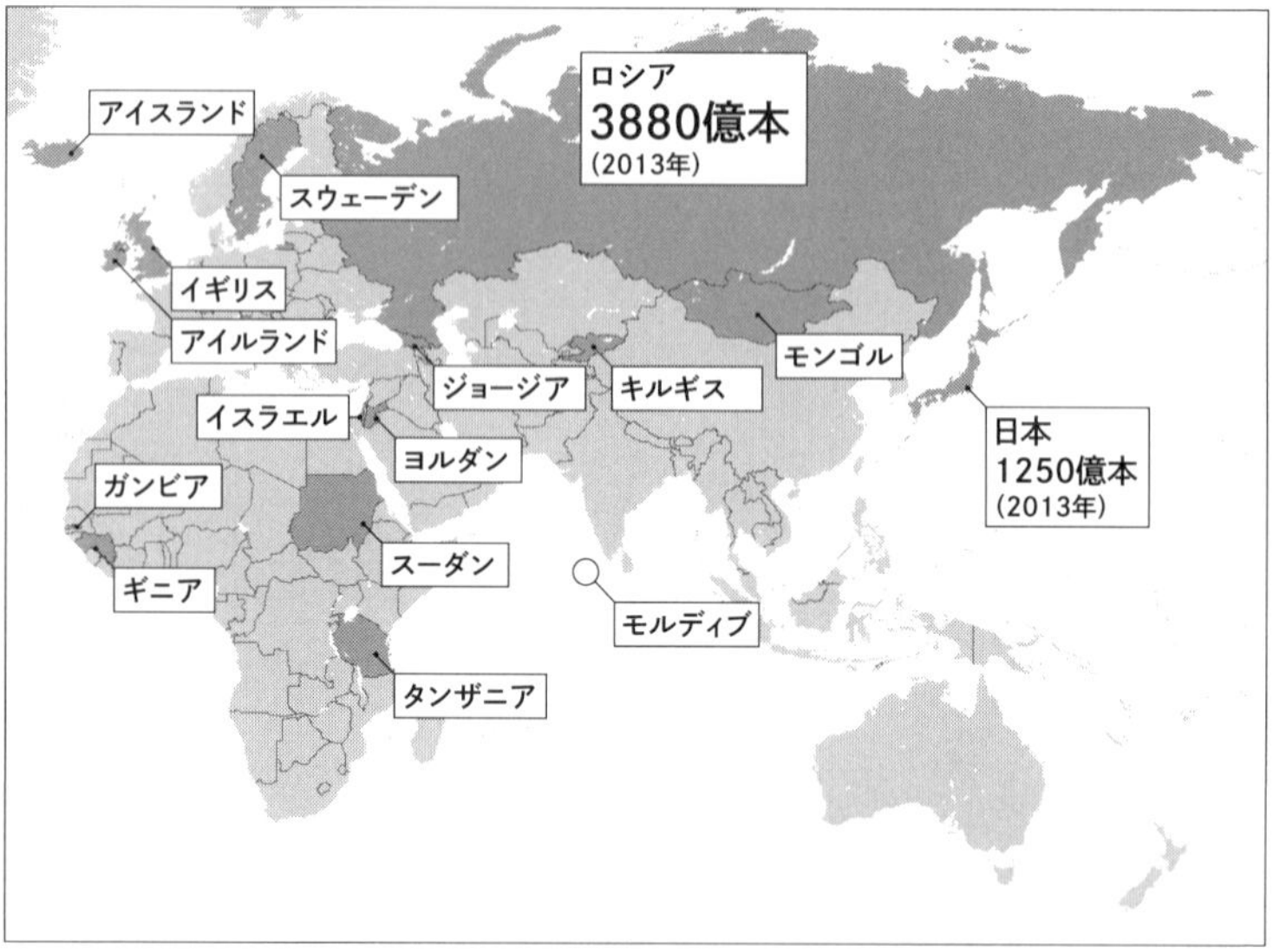

（出典）Eriksen M, Mackay J, Schluger N et al. The Tobacco Atlas, Fifth Edition: Revised, Expanded, and Updated. Atlanta, USA: American Cancer Society, 2015.

プに役立つ宣伝広告部門として機能しているのである。これはマーク・レビン教授の考えではあるが、データに基づいた推論であり、いかにもありそうなストーリーだと思う。

　また、JTという会社は、実は日本だけの会社ではない。図表4-11のように、JTは海外のタバコ会社を買収し、海外タバコ事業を急激に拡大させてきている。JTはタバコ業界で世界第3

位[29]の巨大な国際企業へと変貌しているのである。
その結果、図表4-12に示す通り、世界の10ヶ国以上でJTのタバコがシェア第1位となっている（2013年のデータ）[17]。

7 Q&A：疑問の答え合わせ（3）（4）

疑問（3）：加熱式タバコは新商品であって、イノベーションの成果？

疑問（4）：加熱式タバコはかっこいい精巧な電子機器？

回答：この2つの疑問にまとめて回答しよう。

新型タバコは実は新しいものではない。以前に発売され、その当時はヒットしなかった加熱式タバコ製品からの改良点はデザインや大きさといったスタイルの面だけだ。実は、一般の人々が最も気にしている点である有害物質は以前の製品と同等であり、減っ

(29) 出典：ユーロモニターによる調査。実は、現在の世界最大のタバコ市場は中国であり、中国の国営タバコ会社による販売量が世界最大となっている。このランキングでは中国の国営タバコ会社は除く。

ていない。有害物質の低減に関するイノベーションはないのである。

ただし、加熱式タバコのデバイスは確かにかっこいい精巧な電子機器かもしれない。アイコスストアは、アップルストアのようにオシャレでかっこいいと思う。しかし、タバコはタバコである。タバコにはすでにかっこ悪いというイメージができている。

タバコ会社によるタバコや新型タバコをかっこよくみせようとしたテレビCMは、業界による自主規制の違反ではないかと指摘されている。タバコ会社は、〝タバコはかっこ悪い〟というイメージを新型タバコによって覆《くつがえ》そうと必死になっているのかもしれない。

第5章

新型タバコのリスク① 人体影響

KEY POINTS

▼ 新型タバコを吸う本人には、がん、循環器疾患などの病気になるリスクがあり、そのリスクは紙巻タバコよりも低いとはいえない。

▼ 新型タバコには、ニコチン依存を維持してしまうリスクがある。

▼ 新型タバコによる受動喫煙のリスクは、あるかないかでいえば、ある。ただし、程度は低いかもしれない。さらなる研究が必要。

▼ 新型タバコをタバコ以外のものと比較するとはるかに有害だといえる。

本章では、新型タバコの人体への健康影響についてみていく。

1 発がんリスク

化学物質による発がんリスクを評価する標準的な手法として、個々の化学物質のユニットリスク（化学物質が1μg／㎥存在するときの一生涯、摂取したと仮定した場合にがんが生じる確率の増加分）とその摂取量（濃度）の積からリスクを推定するという方法がある。タバコの煙に含まれる有害化学物質の情報（**第3章第2節**参照）に基づき、紙巻タバコ、加熱式タバコ、電子タバコなど各種のタバコ製品による発がんリスクをモデル式により推定した研究がある。[18]

発がんリスクが大きい順に、〝紙巻タバコ＞＞加熱式タバコ＞＞電子タバコ〟と評価された。紙巻タバコを1日15本吸った場合の生涯の発がんリスクは10万人あたり2400人であったのに対し、加熱式タバコを1日15スティック吸った場合には10万人あたり57人の発がんリスク、電子タバコを1日30L吸った場合には10万人あたり9・5人の発がんリスクだと推定された。新型タバコに替えると発がんリスクが大きく減るとの結果だ。

ただし、この結果を鵜呑《うの》みにしてはいけない。

そもそも、紙巻タバコと比較することは良いことなのか？　という問題があるが、これについては後述する（**第5章第8節**参照）として、鵜呑みにできない理由は少なくとも3つある。

●理由その1

この研究に用いられたデータは、主にタバコ会社が選択的に報告したデータだということが問題である。また、過去の紙巻タバコに関する研究結果[19]から、一部の有害物質だけの情報を用いて推定したタバコのリスクは、実際よりも非常に少なくリスクを見積もってしまう可能性があると考えられるのである。タバコ会社は加熱式タバコのほうが少なかったという化学物質を選択的に報告している可能性は否定できない。加熱式タバコには、発がん性があると考えられる物質も含め、推定モデルに含まれていない未知の物質が多く存在しているのである（**第3章第3節**参照）。

●理由その2

リスクを少なく見積もってしまう原因となるのだが、推定モデルでは有害物質の複合曝露《ばくろ》の影響が考慮されていない。複合曝露の影響を完全に解明することは不可能であり、永遠にわからない（**第3章第1節**参照）。そのため、タバコから出る特定の有害物質の量を測定するというリスクの推定方法にはどうしても解決できない限界として複合曝露の問題が残り続ける。

●理由その3

現実世界でのタバコの吸い方は単純ではない。紙巻タバコを1日15本吸っていた人が、モデルの設定で想定しているように、加熱式タバコにスイッチしたら1日15スティック吸うようになるとは限らないのである。加熱式タバコにスイッチすると紙巻タバコの場合よりも吸う回数が増えるとの報告もある。[20] また、スイッチできるとも限らない。2017年に実施したインターネット調査では、加熱式タバコを吸っている人の約70％は紙巻タバコを併用していた。[21]

こういった理由から、現実世界における加熱式タバコによる発がんリスクは、前述したモデル研究が推定するよりもかなり大きい可能性があると筆者は考えている。過去の紙巻タバコの研究から、1日の喫煙量が多いことよりも、喫煙期間が長いことのほうが、より大きな肺がんリスクになる、とわかっている。[22] 加熱式タバコにスイッチして有害物質の量を仮に減らせたとしても、長期間吸っていたら発がんリスクは大きいと考えられるのである。

さらには、新型タバコの発がんリスクを考える上でキーになる物質はホルムアルデヒドなどのアルデヒド類かもしれない。前述の推定モデルでは、この観点も抜けている。

動物実験および細胞実験の結果から、タバコ煙の発がん性物質の中でもホルムアルデヒドやアセトアルデヒド等を含むアルデヒド類が、他の発がん性物質よりも、発がんに強く関与していると報告された。[23] もともとアルデヒド類のタバコ煙のタールに占める比重が高いため、煙に多く含まれるアルデヒド類の関与が大きいとする結果は妥当だろうと考えられる。

紙巻タバコと比べて新型タバコではどれだけリスクを低減できる可能性があるのか推定する場合には、もともと多く含まれていて有害性の高い物質であるアルデヒド類に注目していく必要がある。加熱式タバコや電子タバコでは他の有害物質と比べて、アルデヒド類が比較的多く検出されていることから、加熱式タバコや電子タバコではアルデヒド類を介した有害性が大きいだろうと考えられる。有害化学物質の絶対量も重要なのである。紙巻タバコと比べた相対的なデータ、すなわち%をみていては、絶対量の問題に気付かないかもしれない。もともと非常に少なくリスクの程度の小さい化学物質であれば量が2倍になっても、あるいは半分になってもたいした影響はないだろう。気を付けないと、数字のマジックに引っかかってしまう。

2 循環器疾患リスク

アイコスは血管内皮機能に悪影響を与えることが米国カリフォルニア大学サンフランシスコ校のグループによる研究[24]で明らかになった。血管内皮機能の低下は循環器の病気につながる。

アイコスのエアロゾルにさらされたラットの血管内皮機能は、紙巻タバコの煙にさらされたラットと同程度に低下していた。この研究ではラットに（1）アイコスのエアロゾル、（2）紙巻タバコ（マルボロ）の煙、（3）清浄な空気――のいずれかを曝露《ばくろ》させた上で、血流依存性血管拡張反応検査により血管内皮機能を評価した。曝露は1回15秒間とし、5分間に10回行った。その結果、血管内皮機能はアイコス群で58％、マルボロ群では57％低下した。曝露を1回5秒間に減らしても同じ結果だった。アイコスのエアロゾルへの曝露はマルボロの場合と同程度の血管内皮機能の低下をもたらすことが示された。

血管内皮機能の低下は動脈硬化をもたらし、心筋梗塞や脳卒中などのリスクを高めるとわかっている。循環器系におけるタバコの煙への反応は人とラットでほとんど同じだと考えられているため、人でも同じことが起きるものと考えられる。加熱式タバコを吸っていると、紙巻タバコを吸っている人と同様に、循環器の病気になってしまうかもしれない。

3 新型タバコを吸っている人のリスクをどう考えるか？

新型タバコの害を判断する上で、役立つ情報は他にもある。これまでに数多く実施されてきた紙巻タバコの害に関する研究である。

タバコを全く吸っていない人と比べると、1日1本しか紙巻タバコを吸っていなくても、心筋梗塞や脳卒中といった重篤な循環器の病気になりやすいとわかっているのである。図表5-1に示すように、タバコのリスクは吸う本数によって異なる。横軸が吸う本数で、縦軸が心筋梗塞などの虚血性心疾患に罹《かか》るリスクを表している。

たいていの喫煙者は1日あたり20本のタバコを吸っている。横軸をみると、1日20本の人のリ

図表5-1　1日あたりの喫煙本数と虚血性心疾患リスク（紙巻タバコ）

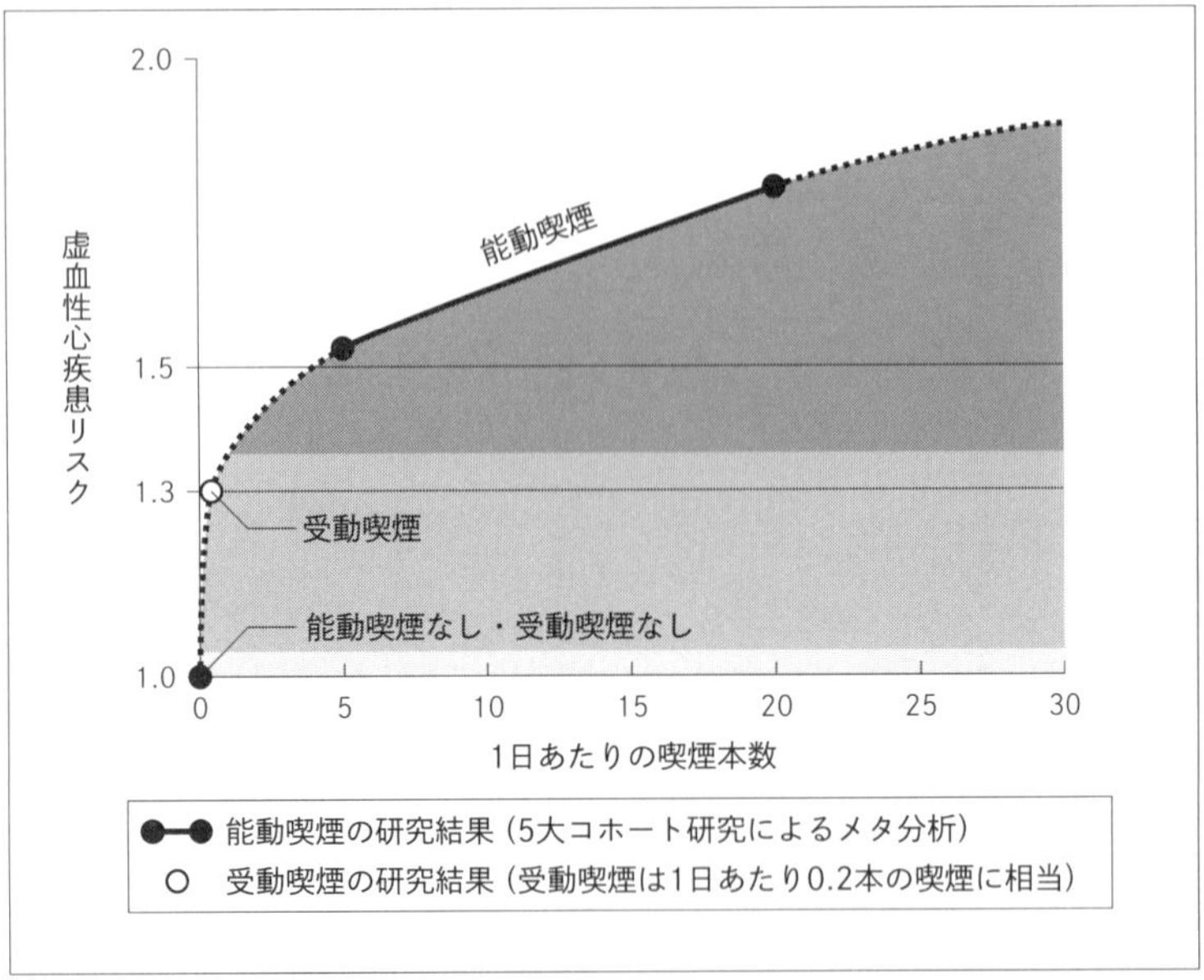

（出典）Pechacek TF, Babb S. BMJ 2004; 328(7446):980-3より、一部改変

スクは約1・8倍（これを80%のリスク増加という）である。喫煙本数がその4分の1、1日5本の人のリスクは約1・5倍（これを50%のリスク増加という）である。1日5本の人のリスクは、1日20本の人のリスクの約63%（50÷80×100＝62・5%）である。

喫煙本数を1日5本、4分の1にしても、心臓病になるリスクは1日20本の人のリスクの半分にもならない。喫煙本数を減らしても、リスクは高いままなのだ。

また、肺がんリスクの研究から、喫煙本数が多いことよりも、喫煙期間が長いことがよりリスクを高めるとわかっている。【25】喫煙本数を減らしたとしても喫煙期間が長ければ、肺がんに罹《かか》るリスクは大きいのである。

ここまでの情報から、総合的に考えると、加熱式タバコを吸っている人のリスクは、紙巻タバコよりも低いとはいえない、と考えられた。

米国の専門家も、同意見のようだ。

米国ではアイコスなど加熱式タバコは販売されていない（２０１９年1月時点）。現在、フィリップモリス社はアイコスを「リスク低減タバコ」として米国食品医薬品局（ＦＤＡ）に申請している。新たなタバコ製品についてはＦＤＡの許可がないと販売できず、特に、健康へのリスクが少ない可能性などを謳《うた》う場合にはその科学的根拠や社会への負荷の減少について証明した上で申請することが、タバコ会社に求められている。フィリップモリス社が提出したアイコスに関する資料が詳細に検討された。

そして、２０１８年1月に実施されたＦＤＡの諮問委員会では、加熱式タバコが紙巻タバコに比べて、リスクが低いとはいえないと、フィリップモリス社の主張は退けられた。

フィリップモリス社の承認申請資料に対するＦＤＡ諮問委員会の委員らの見解（２０１８年1月24〜25日）は以下の通りであった。フィリップモリス社が提出したアイコスに関する資料について、次の質問（Q）に対して各委員の回答（YesかNo）が示された[26]。

Q1：紙巻タバコから、加熱式タバコに完全に切り替えれば、有害物質への曝露は減らすことができるか？

Yes-8人　No-1人　棄権-0人

Q2：Q1でYesと回答した場合に、その曝露の減少により、疾病の罹患率や致死率が減ると考えられるか？

Yes-2人　No-5人　棄権-1人

Q3：紙巻タバコから、加熱式タバコに完全に切り替えれば、タバコ関連疾患のリスクを減らせるか？

Yes-0人　No-8人　棄権-1人

棄権した1人を除き、米国の専門家8人全員が、加熱式タバコに切り替えても、タバコ関連の病気になるリスクを減らせない、と判定したようである。

この委員会の裁定を受けてFDAの最終判断が待たれているところである。

4 より強固なニコチン依存に？

加熱式タバコには、紙巻タバコとほとんど変わらないレベルのニコチンが含まれている（図表3-6参照）。そのため、紙巻タバコから加熱式タバコにスイッチしても、ニコチン依存は維持されることとなる。タバコが吸いにくい環境で、加熱式タバコなら吸うことができるとして加熱式タバコを吸っている人もいる。加熱式タバコによりニコチンを補充しやすくなり、より強固なニコチン依存状態に陥ってしまうことも考えられる。

そもそもニコチン依存症とは何だろうか？

ニコチン依存症とは「血中のニコチン濃度がある一定以下になると不快感を覚え、喫煙を繰り返してしまう疾患」とされる[27]。ニコチンという物質を摂取していると、それなしでは不快感を覚えるようになってしまい、ニコチンを摂取するとその不快感がなくなるので、繰り返し摂取するようになってしまうのである。ニコチンは吸収が速いだけでなく、体内から消失するのも速いため、喫煙してから30分程度ですぐにニコチン切れ症状を生じてしまい、「吸いたい、吸いたい」となってしまうのである。

しかし、この説明だけではニコチン依存症の本当の意味で残酷な病態については理解できないだろう。

ニコチン依存症は本当にこわい病気だ。実は、ニコチンは幸せを奪うのである。ニコチン依存になると、楽しいことやうれしいことがあっても、楽しい！　うれしい！　と感じにくくなってしまう。つまり、人生の楽しみや幸せを奪うのがニコチン依存なのである。

禁煙した人が「禁煙したら、ご飯がおいしくなった」と言うのを聞いたことがある人も多いだろう。だが、それは正しくない。なぜなら、もともとご飯はおいしい、のである。喫煙していると、ニコチンという物質が、人がおいしいと感じたり、楽しい、うれしい、幸せだと感じたりするときに機能する脳の中の報酬系回路《ほうしゅうけいい》を邪魔してしまい、もともとおいしいご飯を食べても、おいしいと感じられなくなってしまっていたのだ。

喫煙していると、楽しいことがあっても、幸せだと感じるようなタイミングでも、それをタバコを吸わない人と同じようには感じることができない。喫煙者はタバコを吸っていないとすぐにニコチン欠乏状態となり、いつも「吸いたい、吸いたい」となってしまう。ニコチンの欠乏状態を喫煙により補充した瞬間だけニコチンが足りているという満足感が得られる。喫煙者はそれによりニコチンに救われた気になってしまう。本当は、ニコチンにより、おいしさや、楽しさ、うれしさ、幸福感が奪われているのにもかかわらず、である。

このことを実証した面白い実験研究を紹介する。

うれしいことがあると脳の報酬系回路の反応は活発になる。それをＭＲＩという医療機器を使って測定するのである。子どもなら普通はチョコレートをもらったら、うれしい。

タバコを吸っている10代の男女43人と吸っていない10代の男女43人に、チョコレートをあげたときの脳の反応を比べてみると、図表5-2のように脳の報酬系回路の反応性は、大きく違っていた。白色に光っている反応が強いほど、脳の報酬系回路の反応が強い（例えば、うれしいと感じている）ことを示している。タバコを多く吸っている人ほど、脳の反応が弱くなっていたのである。

図表5-2　チョコレートをもらったときの脳の反応性の違い

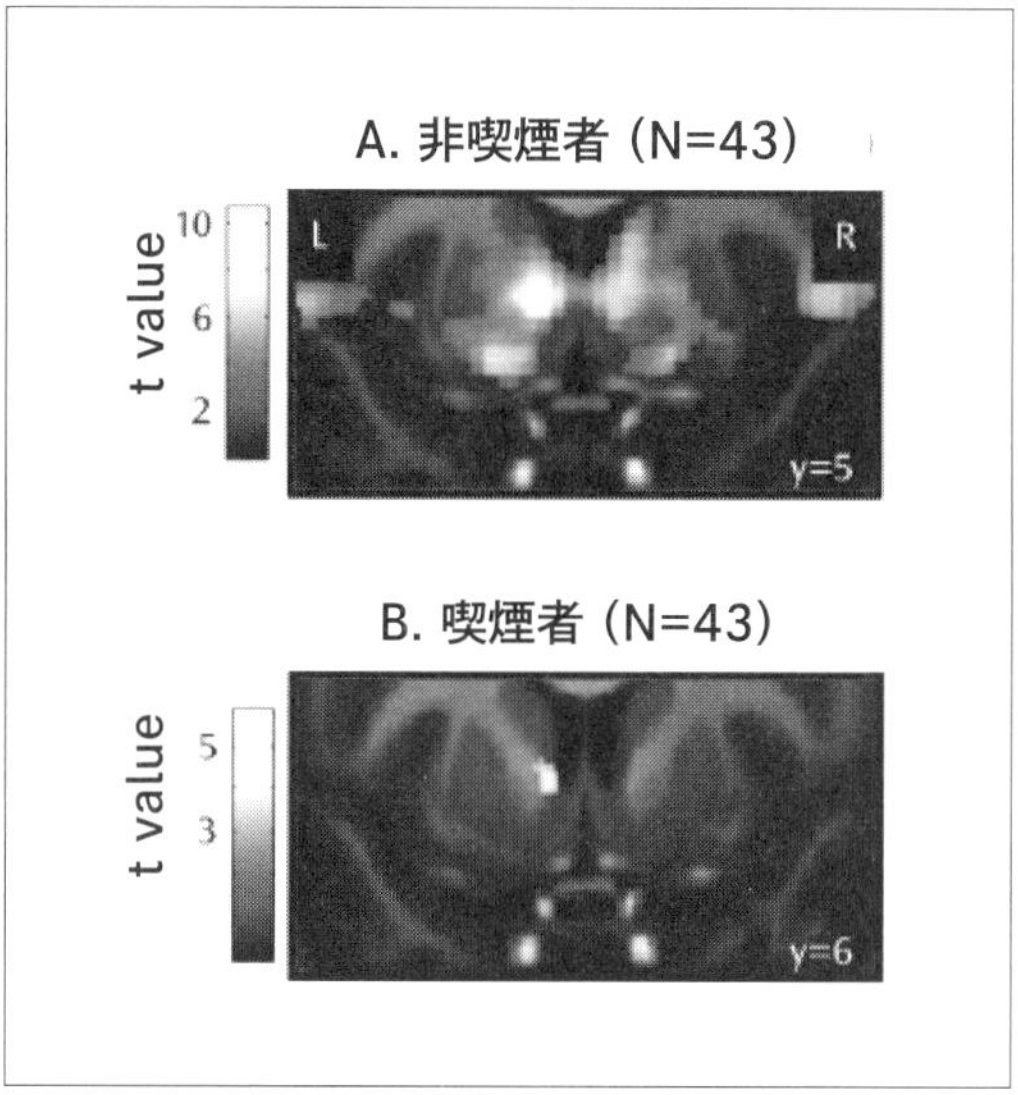

（出典）Peters J, et.al . Am J Psychiatry 168:540-549, 2011.

チョコレートをもらうことなど、些細《ささい》なことであって、それほどうれしがることではないと指摘する人もいるかもしれない。しかし、些細なことの積み重ねこそ人生というものではないだろうか。ニコチンとはそんな些細な幸せをも奪ってしまう物質なのである。

5 受動喫煙リスクの明暗――子ども・家族が再び危険にさらされる⁉

新型タバコによる受動喫煙の被害はあるのだろうか？

あるかないかでいえば、あるが答えだ。ただし、程度が問題である、と指摘したい。新型タバコでも呼出煙《こしゅつえん》（吸い込んだ後に吐き出す煙のこと）は出るが、加熱式タバコには副流煙（吸っていない時にタバコの先端から出る煙のこと）がないため、受動喫煙は紙巻タバコと比べれば、かなり少ない。**第3章の図表3-7**の通り、加熱式タバコであれば、屋内に発生する粒子状物質の濃度は紙巻タバコの数％というレベルに減らすことができる。

とはいえ、受動喫煙が全くないわけではなく、新型タバコからもホルムアルデヒドなどの有害物質が放出されている。新型タバコによる受動喫煙の被害については、それぞれのケースで明暗が分かれる。

もともと屋内で紙巻タバコを吸っていたのを新型タバコに完全にスイッチできれば、受動喫煙の害は減らせるかもしれない。屋内での紙巻タバコの喫煙は皆が考えているよりもはるかに危険だ。[30] 屋内で喫煙すると、すぐに大気汚染の緊急事態レベルとなってしまう。屋内で3人が喫煙するレストランはＰＭ2・5濃度が６００㎍／㎥であり、大気汚染の緊急事態レベル濃度５００

㎍／㎥よりも高くなってしまう。また、喫煙する自動車内では、ＰＭ２・５の１時間平均値は７５０㎍／㎥と非常に高い値となる。紙巻タバコを新型タバコに置き換えることができれば、ＰＭ２・５もかなり減らせるだろう。

一方、もともと禁煙だった場所なのに、加熱式タバコが使われるようになるケースもある。もともと自宅内ではタバコを吸わないルールだったのに、加熱式タバコならいいだろうと、禁煙から加熱式ＯＫへと後退してしまうケースだ。そういったケースが続出している。その場合には今までなかった受動喫煙の被害が発生してしまうこととなる。家庭でそうなれば、子どもや家族が

---

(30) 微小粒子状物質（ＰＭ２・５）とは、大気中に浮遊する小さな粒子のうち、粒子の大きさが２・５㎛以下の非常に小さな粒子のことである。２０１３年には中国の北京市内が高い濃度のＰＭ２・５で覆われて視界がほとんどきかなくなり、九州でも高濃度のＰＭ２・５が観測されたことが話題になった。２０１４年の世界保健機関（ＷＨＯ）の調査によると、中国における大気のＰＭ２・５の年平均値は41・３㎍／㎥であり、日本の大気では９・６㎍／㎥であった。ＰＭ２・５の健康影響の詳細は他書に譲るが、米国の研究で、大気中のＰＭ２・５値が10㎍／㎥増えると、心臓や肺の病気の死亡率が９％、肺がん死亡率が14％、全死亡率が６％増えると報告された。２００５年、ＷＨＯは世界の大気汚染対策のために改訂版WHO Air Quality ガイドラインを発表し、ＰＭ２・５の年間平均レベルの第一の暫定的目標値として、35㎍／㎥を設定した（日平均値による第一暫定的目標値は75㎍／㎥）。ただし、この目標レベルではＰＭ２・５の年平均10㎍／㎥（最も望ましいとされるガイドラインレベル）と比較すると死亡率が約15％高くなる。２０１３年、日本の環境省は「健康影響が出現する可能性が高くなる濃度水準」をＰＭ２・５日平均値で70㎍／㎥と定め、70㎍／㎥を超えた場合には、不要不急の外出や屋外での長時間の激しい運動をできるだけ減らすこと、呼吸器系や循環器系疾患のある者・小児・高齢者などにおいては体調に応じてより慎重に行動することが望まれるとした。

受動喫煙の危険にさらされてしまうのである。

実際、加熱式タバコによる受動喫煙被害はどれぐらい発生しているのだろうか？

17〜71歳の男女を対象としたインターネット調査の結果がある。「加熱式タバコのエアロゾルを吸ったことがあるかどうか[31]」そして「それによる症状（喉の痛みや気分不良など）があったかどうか」について調査された[28]。すると8240人のうち977人（約12％）が他人の加熱式タバコのエアロゾルを吸ったことがあったと回答した。977人のうち21％の者が喉の痛みがあったと回答し、25％の者は気分が悪くなったと回答した。総合して、加熱式タバコのエアロゾルを吸ったことがある者のうち37％の者にいずれかの症状が認められた。これらの症状は一時的で、重篤《じゅうとく》とはいえない症状ではあるが、症状を呈した割合は高かった。

加熱式タバコのエアロゾルは決して無害ではなく、実際には、受動喫煙の害が多くの人に起きているのである。

6 新型タバコの病気になるリスクは永遠にわからない？

「新型タバコにはどんなリスクがあるのか？」

新型タバコに対して、個人として、社会として、どのように対処するのか、それぞれの対処法を決めるために今、この情報が強く求められている。

「新型タバコには害がほとんどないって本当ですか？」

私が新型タバコについて質問を受けるときに最も多い質問の1つがこれだ。筆者は新型タバコを吸う人は紙巻タバコを吸う人に匹敵する健康被害を受けることとなる可能性があると予測しているが、本当の意味でこれを実証するのは非常に困難である。

〝新型〟という文字の通り、新型タバコはまだ社会に出てきてから日が浅いため、新型タバコによる発がんリスクなどの長期的な健康影響を評価できる十分なデータはまだない。新型タバコによって病気になるリスクを正確に調べるためには、新型タバコ使用者と非使用者を比較して長期間にわたり追跡する調査が必要なのである。

では、いつになれば、新型タバコのリスクを明らかにできるのか？

それは永遠にわからない可能性が高いと筆者は考えている。10年経《た》っても20年経っても加熱式タバコの正確な有害性の評価はできないだろうと予測しているのである。

当然ながら、もともとタバコを吸っていない人に無理やり新型タバコをずっと吸わせて、病気になるかどうか実験することはできない。明らかに有害物質が出ている新型タバコを吸わせることは倫理的に許されないのである。実は、タバコ会社は紙巻タバコを吸っている人を加熱式タバ

(31) 調査では「加熱式タバコの煙（蒸気やミスト）」という用語が使われた。

コにスイッチさせて害を調べる実験研究をすでに実施している。しかし、この研究は短期間の研究に限定されるだろう。短期間であれば、もともと有害なタバコを吸っていた人だから、加熱式タバコにスイッチさせてもOKだとする判断もありえる。しかし、未知のリスクも考えられる加熱式タバコを長期間にわたり吸わせ続けることは許されない。

研究が可能なのは、リアルワールド（現実社会）における観察研究である。現実社会で、すでに加熱式タバコを吸っている人と吸っていない人を調査により把握し、その後の健康状態など誰にどんなことが起きるのか追跡し、観察する。この観察研究がきちんと実施でき、客観的なデータが収集できれば、加熱式タバコを吸っていない人と比べて、加熱式タバコを吸っている人の健康被害が多いのか少ないのか、分析することができる。

しかし、新型タバコのリスクを評価する研究はとても難しい。この研究が困難な理由は少なくとも３つある。

１つ目の理由は、新型タバコの使用状況が変わるからだ。紙巻タバコについては、多くの人がだいたい10代後半から吸い始め、ほとんどの人が１日あたり20本を毎日吸っている、とわかっている。しかし、加熱式タバコについては、どんなふうに使われているのか？　まだ十分にはわかっていない。2018年10月に発表された論文では、紙巻タバコから加熱式タバコに替えると、紙巻タバコのときよりも頻繁に吸うようになると報告された。こういった加熱式タバコの使用者を使用状況に応じて分類できるように研用状況に関する情報を収集して、加熱式タバコの使

124

究を積み重ねなければならないのである。それには時間がかかる。

2つ目の理由は、1つ目の理由とも関連するが、新型タバコ製品にもいろいろあり、構造が大きく異なっていることにある。今、日本で売られている加熱式タバコにはアイコス、グロー、プルーム・テックがあり、電子タバコのブランドは100種類以上ある。海外ではiFUSE、lilなど別の加熱式タバコ製品も売られている。**第1章**でも見たようにアイコスとプルーム・テックでは構造が全然違い、**第3章**で見たように放出される有害物質の量や種類も違うのである。さらに、新型タバコ製品はどんどん変わっていくのだ。例えば、2018年末に、アイコスはバージョンアップして、アイコス3の販売が開始された。これまでのバージョンとは異なり、アイコス3では連続して使用することが可能となっている。このバージョンアップに伴い、アイコスの使用方法を大きく変えるユーザーも出てくるだろう。また、2019年1月、JTからもアイコスのような高温で加熱するタイプ、プルーム・エス（Ploom S）が発売された。誰がどの新型タバコをどのように使用しているのか？　正確に把握するのは非常に難しいのである。

新型タバコのリスクを評価する研究が難しい3つ目の理由は、新型タバコ以外にも調査して把握すべき項目がたくさんあるからだ。例えば、紙巻タバコの使用状況は必ず把握しなければならない。2017年時点の調査によると、加熱式タバコを吸っている人のおよそ7割は紙巻タバコを併用して吸っていて、残りの3割は、以前に紙巻タバコを吸っていて今は止めている人であった。すでにこれまでの研究から紙巻タバコは有害だとわかっているが、どんな使用状況なのかによって害の程度は違ってくる。紙巻タバコの詳細な使用状況を把握して、その情報を考慮に入れなければ、新型タバコだけのリスクを評価することはできないのである。紙巻タバコを自分で吸った状況（能動喫煙）だけでなく、受動喫煙の状況についても、いつ、どれだけタバコの煙にさらされてきたのか、情報を収集し、分析に組み込まなければならない。これまでに我々が取り組んできた研究の経験から受動喫煙の情報収集だけでも研究としての難易度が非常に高いとわかっている。こういった情報収集が不十分だと、新型タバコのリスクだけを他の要因から独立して評価することができなくなる。新型タバコの使用状況だけでなく、紙巻タバコの能動喫煙も受動喫煙も、日々状況が変わっていく要因であり、正確な状況の把握が難しいのだ。

実際、1950年代に、学術研究によって紙巻タバコの能動喫煙による肺がんリスクの健康被害が科学的に明らかにされてから、その後、1990年代に受動喫煙による肺がんリスクが科学的に明らかにされるまで、実に40年の時間を要した。受動喫煙の害を明らかにする研究も難しかったため、時間がかかったのだ。新型タバコの害を明らかにする研究も非常に難しいため、結論が出されるとなるといつになることやら、永遠に来ない可能性すらあると予測しているのである。

しかし、ここまでの悲観的な予測とは別に、不十分ながらも評価できてくる部分もあるだろうと考えている。研究が難しいからといって全く評価しないわけにはいかない。現在、日本中の多くの実態調査研究において新型タバコ使用に関する質問項目が調査に組み込まれていっているところなのである。たとえ、完全に情報がそろっていなくとも、ある程度のリスク評価を実施することはできるだろう。

いずれにせよ、発がんリスクを評価するためには少なくとも10年以上の研究期間が必要になると考えられる。だが、我々は普及してしまった新型タバコに対してどう対応するのか、今すぐに決めなければならない。

7 電子タバコのリスク――ハーム・リダクション？

この節では、新型タバコの中でも電子タバコに注目する。実は電子タバコについてだけでも本が1冊書けてしまうぐらい情報が集積してきており、問題も複雑である。世界的には、加熱式タバコよりも電子タバコが普及しているのである。日本では、ニコチン入りの電子タバコの販売が許可されていない事情もあり、電子タバコはあまり普及していない。しかし、２０１８年に電子タバコブランドｂｌｕの積極的な販売キャンペーンが展開されるなどしており、日本でも普及してくる可能性もある。

電子タバコは製品間の品質のばらつきが大きい。そのため、電子タバコについても、健康被害を評価するのは難しい。結局のところ、前節で述べた加熱式タバコと同じ理由により、長期使用による健康影響はわかっていない。

一方で、電子タバコでは吸引することとなる有害化学物質が紙巻タバコよりも少ない、という点に着目して、〝ハーム・リダクション（害の低減）〟として電子タバコが活用できると訴えている専門家もいる。

ハーム・リダクションとは、簡単に言うと、大きな害のある行動をそれよりも小さな害の行動に置き換えることによって、害は完全にはなくせないが、害を少なくさせることである。

ハーム・リダクションの具体例として、薬物使用者らが1つの注射器を回し打ちすることによってＨＩＶウイルス感染が蔓延するという問題に対して、薬物使用を止めさせる取り組みとは別に、ＨＩＶウイルス感染を防止するために無料の注射器を配ったという事例がある。また、自動車事故による死亡を防ぐために、自動車事故をなくす取り組みとは別に、運転時にシートベルトを着用することもハーム・リダクションの一例として知られている。

タバコ問題の場合のハーム・リダクション戦略として、どうしてもタバコを止められない人に対して、タバコの代わりにニコチン入り電子タバコを吸ってもらったら、有害物質への曝露を減らせるのではないか、というわけである。しかし、この通りにうまくいくのか、世界的に専門家の間でも意見が割れていて、決着がついていない。なぜなら、ハーム・リダクションとなるための前提事項がそもそもまだわかっていないからだ。

（1）電子タバコは、紙巻タバコと比べて害が少ないと確定していない。

電子タバコでは多くの有害物質は確かに紙巻タバコよりも少ないが、一部の化学物質は紙巻タバコよりも多く、総合した場合の有害性が本当に電子タバコのほうが低いのか、製品が新しく追跡期間も短いことから、十分に検証できていない。

２０１５年に英国の公衆衛生専門機関が「電子タバコは喫煙よりも約95％害が少ない」と報告したが、これに対して『ランセット』誌等で根拠が十分でないとの反論が起きるなど論争が巻き起こっている。

（2）電子タバコによって紙巻タバコが止められるのかわかっていない。

電子タバコに紙巻タバコを止められるようにする禁煙効果があるのかについて世界的に論争が起きている。まだ実験的研究でその効果を検証した研究が少なく、効果があるのかどうか結論が出るには至っていない。多くの現場からの研究結果を統合した研究も実施されてきているが、禁煙効果を支持する結果と支持しない結果がさまざまな研究グループから報告されており、まだしばらく決着はつきそうにない。

（3）電子タバコによる他の問題も指摘されている。

世界的にはオシャレでかっこいいデザインの電子タバコが若者を中心に普及してきている。電子タバコがもともとタバコを吸わない人へと広がり、ニコチン依存へのゲートウエイ（入り口）として機能してしまうのではないか、と懸念されているのである。また、他の懸念事項として、電子タバコのデバイスが爆発して使用者が大けがを負ったり死亡したりする事例や火災となってしまった事例も報告されている。

総合的に比較して電子タバコの導入のメリットがデメリットよりも大きくないと、ハーム・リダクションとはならない。もし、導入によってハーム（害）が総合して増えるようなこととなれば、単に問題を増やしただけになってしまう。わかっていないことが多い中で、我々の社会は難しい判断を迫られているのである。

タバコ問題においてハーム・リダクションが可能となるための理論的根拠として、次の2つが挙げられる場合が多い。

●根拠（1）：タバコやニコチンを使用し続ける人々がどうしてもいるであろうと考えられること

●根拠（2）：ニコチン依存がほとんどのタバコの使用の根底にある一方で、ほとんどの健康被害を引き起こすのは、タバコ煙のニコチン以外の成分だと考えられていること筆者は根拠（1）については同意する。禁煙することは容易ではなく、全員が禁煙できるとは考えにくい。たとえタバコを法律で禁止することができたとしても、タバコを使い続ける者はいるだろう。ただし、タバコを法律で禁止することができれば、タバコを吸う人の数は大幅に減らせるものと考えられる。

しかし、筆者は根拠（2）については同意しない。なぜなら、ニコチン依存の害を軽視した考え方だからである。ニコチン依存症の恐ろしい点、全てについては本書では説明できないのだが、代表的な観点についてはすでに述べた（**第5章第4節**参照）。

補足コラム　人々を幸せにするためのタバコ対策

筆者はタバコ問題の専門家として仕事をさせてもらっているが、自分のことを健康問題全般（パブリックヘルス）の専門家だと位置づけ、人を大切にする社会を作りたいと考えている。ただタバコが嫌いだから、タバコの害をなくしたいと訴えているわけではない。日本人をより健康にするための最優先の課題がタバコの害をなくすことだと、わかっている。喫煙は日本人の死亡に最も強く関連している「変えることのできる要因」であると学術論文[29]により実証されているのだ。健康問題全般の中でタバコ問題は優先順位が高い問題であるから、タバコ対策に取り組んでいるわけだ。

健康政策も科学的根拠に基づいて優先順位が決められるべきだとタバコ対策の重要性を説いているのである。

さらには、健康さえ良好であればよいと考えているのでもない。筆者自身は健康よりも幸福のほうが大切だと考えている。健康でなくとも幸せであればよい、とも考えている。しかし、人々が幸せになるために最も重要な要因の1つが健康だとわかっているからこそ、人々を幸せにするための第一歩として健康問題の優先課題であるタバコ問題に取り組んできたのだ。


そういうわけで、人々の幸せを奪うニコチン依存症を維持し続けるようなハーム・リダクションであれば、それは許容できない。

しかし、さまざまな観点からの議論は必要だろう。

社会全体の方向性を決める場合にはニコチン依存症を維持させるような方針には反対するが、個人個人の個別の対応はまた別の問題かもしれない。新型タバコを吸っている人がすでにたくさんいるのだ。すでに普及してしまっている事実を受け止めて、新型タバコの現実と向き合って議論を続けていく必要がある。

電子タバコの場合には、受動喫煙は紙巻タバコと比べてかなり減らせる可能性があるし、ニコチンを含まない電子タバコにスイッチしたとしたら、ニコチン依存からも脱却できるかもしれない。ニコチン入り電子タバコにスイッチした場合にはニコチン依存は維持されるが、いったん電子タバコに切り替えた行為を批判するつもりは全くない。はっきりとはわかっていないだけで電子タバコのほうが害が少ない可能性もある。

これからもぞくぞくと出てくるであろう科学的根拠に基づいて、新型タバコの現実の問題にどう対処していくべきか、これからも議論を続けていかなければならない。

8 そもそもの問題――新型タバコのリスクを何と比較するか

本章では、ここまで新型タバコのリスクについて主に加熱式タバコに焦点を当ててみてきたが、そもそもの問題として、加熱式タバコがタバコ製品でなければ、市場に出てくることすらなかったはずである。タバコ製品だけはたばこ事業法のもと〝タバコ〟として扱われ、発がん性物質などの有害物質が検出されても、問題になるわけでもなく、それはタバコだから、となる。

新型タバコで検出される有害物質の量は紙巻タバコと比べて低いかもしれないが、それは有害物質の塊である紙巻タバコと比較するからである。新型タバコを、化粧品や食品などタバコ以外の商品と比較すれば、明らかに新型タバコのほうが有害だといえる。

タバコ会社は紙巻タバコから加熱式タバコへスイッチすることを積極的に勧めているが、せっかく紙巻タバコを止めるなら、新型タバコも止めて、もっと安全な選択をしてもらいたいと願っている。

補足コラム

新型タバコには未知のリスクもあると考えられる

2014年に発表された論文[30]によると、急性影響としては新型タバコのエアロゾルに多く含まれるグリコールやグリセロールにより上気道の刺激が起こることが示されているが、その長期使用の危険性はわかっていない。別の細胞実験の研究で、電子タバコから出るエアロゾルの成分により、慢性閉塞性肺疾患（COPD）の患者から得られた気管支上皮細胞において、炎症が惹起《じゃっき》されることがわかった。[31]電子タバコによりCOPDが早くに起きてしまうという可能性もある。また、電子タバコを使っていると、COPD患者の症状がどうなるのか？　改善したという報告もある一方、改善しなかったとする報告もある。[32]さらなる検証が必要であり、まだしばらく結論は出そうにない。

人類の長い歴史の中でも、新型タバコほどに多くのグリセロールやプロピレングリコールを気道、肺の内部に取り込み、コーティングするということはなかった。それが長期にわたって続いた場合、気道や肺で何が起きるのだろうか。これは人類史上初めての経験であり、言い換えるなら今、世界中で新型タバコによる人体実験が進行中なのである。さらなる研究の結果が待たれる。

9 Q&A：疑問の答え合わせ（5）（6）（7）

疑問（5）：加熱式タバコは、自分自身の健康にほとんど害がない？

回答：加熱式タバコによる健康被害は、紙巻タバコよりも小さいとはいえない。紙巻タバコと変わらないリスクがあるのではないかと予測される。

疑問（6）：加熱式タバコは、他人への害（受動喫煙の被害）がない？

回答：加熱式タバコによる受動喫煙のリスクは、あるかないかでいえば、ある。ただし、紙巻タバコと比べると程度は低いかもしれない。さらなる研究が必要である。

疑問（7）：加熱式タバコの害は、紙巻タバコよりもまし？

回答：毒である紙巻タバコと比べるから、加熱式タバコの害は少ないかもしれないとの誤解が生まれやすくなる。紙巻タバコと比較しても、自分が吸う場合には同じような害があると考えられる。他人への害についてはましかもしれないが、さらなる検証が必要である。

紙巻タバコと比較する観点だけでなく、タバコ以外の製品と比較する観点も必要だ。化粧品や食品などと比べた場合には、新型タバコにはより多くの有害物質が含まれていることが明らかであり、健康リスクも大きいと考えられる。

第6章

新型タバコのリスク② 社会影響

KEY POINTS

▼新型タバコの登場により禁煙のルールが変えられた。

▼全てのタバコ対策が難しくなった。新型タバコ問題についての見解が分かれ、タバコ対策の専門家も対立している。

▼新型タバコは、他の問題へとつながる入り口となる。

新型タバコの登場によって影響を受けたのは、個人だけではない。社会制度やルール、法律も大きく影響を受けた。新型タバコの登場によって我々の環境や社会が変わったのである。

1 新型タバコはタバコではない？

タバコといえば、これまでずっと、ライターやマッチで火をつけて使う、紙巻タバコであった。しかし、新型タバコの登場により、日本では、タバコの定義が変えられた。

「あなたはタバコを吸っていますか？」

病院でも診療所でも健康診断でも、国が実施する住民調査においても、この質問が何10年もの間使われてきた。そして、この質問に「現在吸っている」と回答した人が、タバコを吸う人（現在喫煙者）と定義される。「以前は吸っていたが、現在は止めている」と回答した人が、止めた人（過去喫煙者）と定義され、「もともと吸わない」と回答した人が、吸わない人（非喫煙者）となる。

この定義のもと、喫煙者における病気になる頻度が調査されて、医学研究が実施されてきたのである。

新型タバコの登場、普及により、医療や調査の現場に混乱がもたらされている。「あなたはタバコを吸っていますか？」の質問に対して人々が簡単に回答できなくなったからだ。新型タバコをどう定義するかによって回答が異なり、新型タバコを吸っている人がこの質問にどう答えていいかわからなくなってしまうのである。しかも、質問する側も同様にどうすればいいのか考えが定まっていない状況なのだ。

紙巻タバコを吸わず、加熱式タバコを吸っている人はどう回答しているのだろうか？

２０１８年に実施されたインターネット調査の結果を紹介する。調査に回答した日本の16～72歳の男女８５８３人のうち、紙巻タバコを吸わず、加熱式タバコを吸っている人が２０９人いた。その２０９人のうちの20人、９・６％の人は「タバコを吸っていますか？」の質問に対して「吸っていない」(32)と回答していた。

加熱式タバコを吸っている人の約10％では、「あなたはタバコを吸っていますか？」と聞いても、吸っているかどうかの実態は掴めないのである。

そもそも、タバコの定義の中に新型タバコを含めるべきかどうか、専門家の間でも意見は定まっていない。世界的には新型タバコといっても電子タバコだけが普及していて、加熱式タバコが普及しているのは日本など一部の国だけである。世界的には電子タバコはタバコではないとして扱われている。

世界で共通の定義とするためには、「タバコとは紙巻タバコや葉巻など従来のタバコと加熱式タバコである」、と定義し、「電子タバコはタバコではない」とするしかない、と考えられる。新型タバコのうちの電子タバコはタバコではないのである。

ややこしい話で申し訳ないのだが、以下のように用途に応じて用語を使い分けてもらいたい。(1)日本国内における医療や調査の現場では、日本で最も受け入れられやすい定義を使う。すなわち、新型タバコには加熱式タバコと電子タバコがある、というものだ。

加熱式タバコは電子タバコに含まれる、と多くの人が考えているので、その点にも配慮が必要だ。確かに、加熱式タバコも電子タバコも電子機器なので、それをまとめて電子タバコと呼ぶ人がいるのも全く不思議ではない。

タバコの使用状況を把握するためには、「何らかのタバコを吸っていますか?」などと聞き、選択肢として紙巻タバコ、加熱式タバコ、電子タバコをそれぞれ別に提示する。「アイコス、プルーム・テック、グローといった加熱式タバコ」と具体的商品名を出して質問したほうがよいだろう。また、電子タバコでは「ｂｌｕやＪＵＵＬなどの電子タバコ」といった感じだろうか。加熱式タバコと電子タバコは違うものだと明示する必要もある。ただし、その区別を完全に理解してもらうのは難しいところなので、調査や実態把握の目的に応じて対応を考えたほうがよいだろう。あまり無理に電子タバコと加熱式タバコは違うものだと理解を求めすぎないほうがいいかもしれない。

(32) 実際の回答は「以前は吸っていたが、現在は止めている」もしくは「もともと吸っていない」である。

（2）世界に発信する情報や研究においては、世界で共通の定義を使う。すなわち、紙巻タバコや加熱式タバコはいわゆるタバコ製品に含まれるが、電子タバコはタバコではない、というものだ。ただし、これを日本できちんと区別するためには、加熱式タバコは電子タバコではない、と理解してもらう必要がある。この世界で共通の定義のためにも、やはり具体的商品名を出して質問したほうがよいだろう。

2 新型タバコが変えた世界のルール

新型タバコの登場により世界標準のルールが脅かされている。

これまでの多くの研究成果から、受動喫煙を防ぐためには、例外なく屋内を全面禁煙にすることが最も有効だとわかっている。飲食店などを含む公共の場所の屋内全面禁煙は世界の55ヶ国ですでに達成されており、屋内全面禁煙が人々をタバコの煙から守るための世界標準のルールなのである。[33]

オリンピック・パラリンピックでは従来、屋内全面禁煙による受動喫煙対策が求められてきた。２０２０年の東京オリンピック・パラリンピックを控え、２０１８年、東京都議会では受動喫煙を防止するために従業員がいる飲食店は屋内禁煙と定めた条例、受動喫煙防止条例が可決された。国会では受動喫煙を防止するために健康増進法が改正され、レストランや学校、病院など多くの人が利用する場所を原則屋内禁煙とする法律が制定された。

しかし、上記の改正法および条例において、屋内全面禁煙は条件を満たす一部の施設に限定され、十分な根拠もなく加熱式タバコは紙巻タバコとは異なる例外的な扱いとされた。飲食店等に設置される喫煙ルームではサービスの提供は認められないが、当分の間の措置として、加熱式タバコ専用の喫煙ルームでは、サービスを提供してよいというルールである。(33) 加熱式タバコの登場により法律も大きく影響を受けたのである。

こういった特別扱いがなされた背景には、タバコ会社が推進している加熱式タバコを例外扱いさせる取り組みの影響があるのかもしれない。タバコ会社はすでに全面禁煙となっている飲食店に対して、加熱式タバコを認めさせようと積極的なロビー活動を展開しているのである。

加熱式タバコは、従来の紙巻タバコと同様に有害物質や発がん性物質が発生する明らかに有害なタバコ製品だ。そのため、社会におけるルールや規制方策において、加熱式タバコは紙巻タバコと同等に扱うべきだと考える。

日本のタバコ対策を前進させる観点から、国や東京都で原則屋内禁煙を定めた法律や条例が成

(33) 詳細については改正された健康増進法の原文を参照のこと。

立した意義は非常に大きいと評価するが、加熱式タバコに対するこの特別扱いはよくない。

今回の法律では、加熱式タバコに対して「リスクがわからないので禁止できない」としてしまったが、ここでは予防原則により「リスクがないとわかるまでは禁止する」とするべきであった。なにも「リスクが全くないと完全にわかるまで」と主張しているわけではない。現在の状況は、紙巻タバコと比べてすらリスクが少ないかどうかわからない、という状況なのである（**第5章第3節**参照）。

メディアではほとんど伝えられなかったが、2018年にロシアで開催されたサッカーワールドカップでは、会場に紙巻タバコと新型タバコの両方を禁止するマークが大きく掲げられていた（図表6-1）。

加熱式タバコの登場はすでにタバコ対策に悪影響を与えている。屋内でのタバコを禁止するという政策には、屋内からタバコをなくし、禁煙したい喫煙者に禁煙を促す効果も期待されている。しかし、加熱式タ

図表6-1　サッカー・ロシアW杯会場で掲げられた禁煙マーク

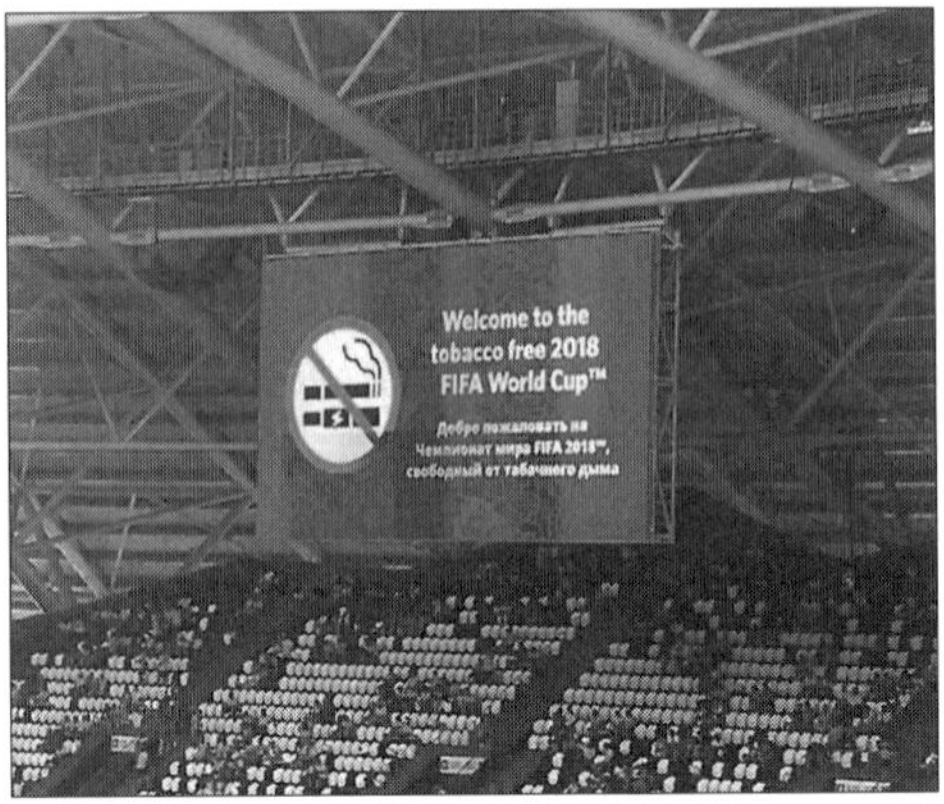

写真提供：名古屋の禁煙支援グループ
「子どもをタバコから守る会・愛知」

バコの分煙が認められれば、せっかく屋内禁煙にしたのにタバコがOKなんだというメッセージを伝えることとなってしまう。タバコ会社は飲食店に対して、加熱式タバコを認めさせようとロビー活動を積極的に展開している。加熱式タバコを特別扱いすることはタバコ産業の思惑により誘導されているのである。

加熱式タバコは、従来の紙巻タバコと同様に有害物質・発がん性物質が発生する明らかに有害なタバコ製品である。さらなる研究は必要だが、今ある情報からでも、加熱式タバコによる健康影響は決して小さくないと考えられる。社会におけるルール・規制において、加熱式タバコを特別扱いするのではなく、紙巻タバコと同等にタバコとして扱うべきだろう。初めから、たばこ事業法では加熱式タバコはタバコとして扱われている。屋内全面禁煙で禁止されるタバコには加熱式タバコも含まれるべきだと考える。

3 新型タバコの登場でタバコ対策の難易度がアップ

第4章でみてきたように、日本社会はタバコに対して非常に寛容である。そんな中で、タバコ対策を進めるのは、ただでさえ大変だ。だからといってタバコ対策をあきらめるわけにはいかない。日本人の死亡に最も悪影響を与えている要因がタバコだとわかっているのだ。

どんなタバコ対策の取り組みが必要とされているのか？

従来、日本におけるタバコ対策は不十分だと指摘されてきた。世界保健機関（WHO）によるたばこ規制枠組条約「たばこの規制に関する世界保健機関枠組条約（WHO Framework Convention on Tobacco Control; FCTC）」は、喫煙が健康・社会・環境および経済に及ぼす悪影響から現在および将来の世代を守ることを目的として、国際的に共同してタバコ規制を行うことを定めた保健分野で最初の国際条約である。このたばこ規制枠組条約のもと世界で協力して、タバコ対策が進められている。たばこ規制枠組条約やタバコ対策の各論については、厚生労働省ウェブサイトにある、いわゆるタバコ白書[34]を参照してほしい。

WHOは世界のタバコ対策の進捗《しんちょく》状況について定期的にレポートを発刊して報告している。この報告では、タバコ対策の中でも鍵となる政策について、各国の進捗状況を評価（各政策を4段階評価）しており、それぞれの政策の頭文字をとって〝MPOWER《エムパワー》〟と呼ばれている（図表6-2）。

そのMPOWER政策を列記する。

- タバコ使用率など関連状況のモニタリング（MPOWERの〝M〟）
- 職場や公共の場所などの屋内空間の禁煙化（MPOWERの〝P〟）
- 禁煙クイットラインや禁煙治療を含む禁煙支援の提供（MPOWERの〝O〟）

●タバコの箱の警告表示（MPOWERの〝W1〟）

●テレビCMなどの脱タバコ・メディアキャンペーン（MPOWERの〝W2〟）

●タバコの広告・販売・後援の禁止（MPOWERの〝E〟）

●タバコ税増税を含むタバコの値上げ（MPOWERの〝R〟）

図表6-2　世界のタバコ政策を評価するパッケージ「MPOWER」

Monitor tobacco use and prevention policies タバコの使用と予防政策をモニターする（FCTC 第20, 21条）
Protect people from tobacco smoke 受動喫煙からの保護（FCTC 第8条）
Offer help to quit tobacco use 禁煙支援の提供（FCTC 第14条）
Warn about the dangers of tobacco 警告表示等を用いたタバコの危険性に関する知識の普及（脱タバコ・メディアキャンペーンを含む）（FCTC 第11, 12条）
Enforce bans on tobacco advertising, promotion and sponsorship タバコの広告，販促活動等の禁止（FCTC 第13条）
Raise taxes on tobacco タバコ税引き上げ（FCTC 第6条）

（出典）World Health Organization. WHO report on the global tobacco epidemic 2017 (MPOWER). 2017. https://www.who.int/tobacco/global_report/en/

現在、日本ではモニタリング（MPOWERの〝M〟）を除くMPOWER施策のうちで最高レベルの達成度に到達している施策は1つもなく、受動喫煙防止対策、脱タバコ・メディアキャンペーン、タバコの広告・販売・後援の禁止の項目において最低レベルだと判定されている。

日本のタバコ対策は世界的にみて、遅れているのだ。

加熱式タバコのために、日本の

タバコ対策はさらに遅滞させられてしまうだろう。

本章**第1節**でみたように加熱式タバコの登場により、「あなたはタバコを吸っていますか？」という単純な質問方法は通用しなくなった（MPOWERの〝M〟）。

本章**第2節**で述べたように屋内全面禁煙ルールにおいても加熱式タバコは例外扱いとされてしまい、ルールが変えられてしまった（MPOWERの〝P〟）。

禁煙方法として、科学的根拠のある禁煙治療薬やニコチンパッチの使用といった方法の代わりに禁煙する目的で加熱式タバコを使用する人が増えてきているが、加熱式タバコに禁煙を促す効果があるという科学的根拠はない（MPOWERの〝O〟）。

加熱式タバコにおけるタバコの害の警告表示は不十分である（MPOWERの〝W〟）。

世界の多くの国ではタバコの宣伝広告は禁止されている。しかし、日本では、加熱式タバコをモチーフにしたテレビCMやコンビニ等でのパンフレット配布など、タバコ会社による宣伝広告活動が活発化している（MPOWERの〝E〟）。

加熱式タバコに対する適切な税率の設定をめぐる議論が起きている（MPOWERの〝R〟）。

我々は、こういった新型タバコの登場により巻き起こっている新しい課題に1つひとつ対処していかなければならない。新型タバコの登場によりタバコ対策は以前より難しくなったのである。

4 新型タバコの登場により引き起こされる新たな社会問題

欧米では、電子タバコが学生に広がってしまい、社会問題化している。

USBメモリーのような形状をした電子タバコ、JUUL（ジュール）という製品が若年者を中心に爆発的な人気となっている。学校で隠れてJUULを吸う方法を説明した動画がユーチューブ（YouTube）に大量に出回るなど、電子タバコの隠れ使用法がネット上で盛んに取り上げられている。[35] もうすでに日本でも同じことが起きているかもしれない。

2018年12月、米国で、フィリップモリス社のオーナー企業アルトリア社が、電子タバコ会社JUULの株式の35%を取得したと発表した。米国で最も普及している電子タバコJUULはタバコ会社の商品となったのである。今後、米国ではタバコと一緒に電子タバコJUULが陳列されて売られることとなる。これによってJUULのさらなる販売促進が予測されている。米国では、電子タバコ会社が未成年者をターゲットとしてマーケティング活動をしないよう求められているが、今後タバコ会社による未成年者へのマーケティングのノウハウがJUULで活用される懸念がある。

さらなる社会問題として、新型タバコを使うことが、違法行為や危険行為の引き金になるのではないか、と懸念されている。事実、日本でもすでに電子タバコ用のマリファナ（大麻）入りリキッドを吸っている人がいると週刊誌等で報道された。オランダなどの大麻が合法化されている国では、電子タバコ用の大麻入りリキッドが普通に店頭で販売されているのだから、手に入れるルートはいろいろありそうだ。ある記事によるとネットでも買えるらしい。しかし、大麻が禁止されている日本で所持すれば、逮捕されるリスクを伴う。それで人生を台無しにしてしまうこともあるわけだ。

新型タバコが引き起こす社会問題はこれだけにとどまらない。

新型タバコのデバイスにより自動収集される個人情報が許可なく活用され、ユーザーのニコチン依存が強化されるリスクもあるという。

実は、アイコスには、ユーザーの使用状況を収集する機能が搭載されている。2018年5月に通信社ロイターが特別レポートとしてその問題について報じた[36]。

アイコスにはICチップが内蔵されている。フィリップモリス社は、すでにアイコスユーザーの登録情報をデータベース化して蓄積していた。そして、ユーザーの使用状況に関する情報をデバイスから収集し、マーケティングに利用することができるソフトを開発した。

フィリップモリス社の元プロジェクトマネジャーによると、1回の使用での吸煙回数や、1日の使用回数などが収集できるソフトを日本でテストしたとのことだ。デバイスに修正を加えると、更新された使用に関する情報を保存し、フィリップモリス社にその情報が送信される。ユーザーが何回アイコスを吸ったか、1日に何本吸ったか、などの情報を保存することができるという。

フィリップモリス社は加熱の温度と使用時間を管理するデバイスのソフトであって、「絶対にマーケティングの目的には使わない」と回答した。しかし、タバコ会社の発言は鵜呑みにできない。

2009年にフィリップモリス社の子会社が行った特許申請は、喫煙者との通信方法に関するものだ。それによると、アイコスのようなデバイスが「インターネットを使った、ホストへのデータのアップロードと、ホストからのダウンロードのための通信を構築するインターフェイス」を保有している。

米国のタバコ対策の専門家は次のように注意を喚起している。

アイコスがユーザー情報を収集する能力を備えると、フィリップモリス社は人々の喫煙習慣に関するビッグデータを得ることとなる。アイコスの現行の喫煙（吸い込み）パターンをプログラムし直して、強化し、中毒性を高めることができるかもしれない。筆者も全くの同意見である。

フィリップモリス社は、デバイスからデータを収集するのは、デバイスの不具合の原因を究明しようとするときに限られるとコメントしている。重要な点なので、繰り返し主張しておく。タバコ会社の発言を鵜呑みにはできない。

5 いかに社会はタバコ産業によって歪められているか？

新型タバコ問題についてきちんと理解するために、知っておかなければならないことがある。人々とタバコとタバコ会社の歴史である。

歴史上、タバコ会社による〝安全なタバコ〟の開発は一度も成功していない。

しかし、タバコ会社は、新しいタバコ製品が従来のタバコ製品よりも安全だと印象付けることには何度も成功している。その最新の事例が加熱式タバコなのだ。

人々とタバコとタバコ会社の歴史を知ることで、新型タバコ問題がみえてくる。タバコについてのよくある疑問と一緒に、これらの歴史をみていこう。

よく聞かれる質問の1つ、「タバコを禁止してくれたら、禁煙するのに、なぜ禁止してくれないのか？」

そもそも、なぜ、いまだにタバコは合法であり続けているのか？

今でもタバコが合法だからこそ、新しいタバコが市場に出てきたともいえるのだ。

紙巻タバコは20世紀前半にかけての産業技術開発により大量生産が可能となり、まず高所得国を中心に普及した。1900年以前において、タバコは広く普及しておらず、大衆文化ではなかった。タバコが国民・住民の文化であるというイメージは、近年にタバコ産業によって意図的に創出されたものである。普及前や普及直後には、タバコによる健康被害は当然わかっていなかった[34]。タバコ産業による巧みなマーケティング戦略により、タバコは20世紀に急激に普及したのである。

その後、タバコの害に関する研究が進み、１９５０年前後になってようやく喫煙による健康被害が報告され始めた。この時になって初めてタバコには害があると公にわかったわけであるが、すでにタバコは広く普及してしまっていた。タバコ利権はすでに巨大なものとなっていたのである。その利権があまりに大きかったがゆえにタバコを擁護する勢力は強大となり、すぐにタバコを禁止することができなかったのである。タバコには明らかに害があるとされたにもかかわらず。

今でもタバコが合法であり続けているのには、さらなる理由がある。タバコの害が明らかになったその時、世界のタバコ会社の幹部による会議が開かれた。そこで、タバコ会社は、「できるだけ人々がタバコの害に気付かず、吸い続けてくれるようにマーケティング戦略を駆使していこう」との方針を決めたのである。タバコの害が報告されて以降も、世の中には、タバコの害を認識していない人がまだ多くいた。タバコの害を認識していない医師をつかまえてきて、タバコ

(34) ただし、タバコの普及の当初からタバコの健康被害を懸念する者もいた。そのはるか昔にも、タバコの健康被害は指摘されていた。例えば、１７１３年に貝原益軒が著した『養生訓』には「煙草は性毒あり」「煙をふくみて眩ひ倒るゝ事あり」「病をなす事あり」「習へばくせになり、むさぼりて後には止めがたし」などと書かれている。タバコの害を懸念していた状況というのは、現在の新型タバコをめぐる状況と同じだともいえそうだ。

は良いものだ！　と訴える広告に使ったのである。

タバコ会社がお金を出して、「ストレスが体に悪い」[35]、「タバコはストレスを減らす」というストーリーが作られてきたということが、タバコ会社の内部文書等の分析から明らかにされている。タバコは全くストレスを減らさず、むしろ、ニコチン欠乏によるストレスを増やすとわかっている。ストレスが悪い、というストーリーは、タバコ以外にも悪いものを作りたかったタバコ産業の意図に完全に沿ったものとして作られた。その結果として、ストレスといえば悪いもの、とのイメージができてしまっているが、これは誤ったイメージである[36]。

ストレスは全くないよりも適度にあったほうがよい、適度なストレスはむしろやる気につながる、といった認識に対して反対される方は少ないだろう。タバコ産業が意図的にストレスは悪いという極端なイメージを植え付けてきたために、我々の認識は大きく歪《ゆが》められてしまっているのである。

さて、タバコ問題の歴史に話をもどそう。

１９６４年、タバコ問題にとって非常に重要な報告がなされた。最初の米国公衆衛生総監によるタバコの有害性に関する報告書が公開されたのである。１９５０年代に喫煙と肺がんとの関連を示す研究が相次いで発表されたことを背景にして、喫煙と健康に関する包括的評価が実施され、男性において喫煙と肺がん、喫煙と喉頭がんとの間に因果関係があると結論付けたのである[37]。

この報告の影響もあり、欧米の高所得国では喫煙率が減少傾向となり、日本でも1960年代をピークに喫煙率は減少に転じた。

1990年代、米国では各地でタバコ病に関する集団訴訟が起こり、タバコ会社が販売するタバコのために人々が病気になり、社会的損失が大きいとして、タバコ会社は追い詰められた。その結果、1998年にMaster Settlement Agreementというタバコ病訴訟の和解があり、米国タバコ会社はその後25年をかけて42兆円にのぼる賠償金（和解金）を米国政府に支払うこととなった。その賠償金を使い、米国では多額の費用を要するテレビCM等の脱タバコ・メディアキャンペーンが積極的に展開されてきている。こういった影響もあり、米国を初めとした先進国では喫煙率

---

(35) 実は、この「ストレスが体に悪い」というストーリーは、動物実験の結果から導かれたものだ。その動物実験では、ストレスとして、お腹に針を刺すと健康が害される、というような実験がされていた。お腹に針を刺すというのはストレスというよりは傷害事件になるレベルの出来事である。それであれば、健康を害してもなんらおかしくはない。そんな実験結果をもとにして、「ストレスは悪い！」というイメージだけが作られてしまったのである。

(36) 精神科医の中沢正夫氏は「ストレスは悪玉なのではない……ストレスを1つひとつ乗り越えることが、『人間』の発達なのである。ストレスは元来、避けるべき対象ではなく、乗り越えるべき対象なのである。一切のストレスを回避すれば、それは楽であろうが、その人は成長もまたあきらめることになるのである」と書いている。出典：『ストレス「善玉」論』、情報センター出版局、1987年

(37) 「因果関係がある」とは単に関連しているということではなく、時間的前後関係として先に「喫煙」したことによって後に「肺がん」に罹患したり、肺がんを原因として死亡したりすることが増えるということを指す。

は減少してきた。

しかし、タバコ会社が世界中にマーケットを広げていったため、中低所得国にもタバコが普及した。東南アジアやアフリカなどの国では、かつてはほとんどタバコを吸う人はいなかったにもかかわらず、近年急激にタバコが普及しているのである。タバコ産業は世界のタバコマーケットを維持するために莫大《ばくだい》な予算をマーケティング活動に投じている。

そして、地球人口の増加や中国などの経済新興国におけるタバコ消費量の増大も影響し、実は世界のタバコ消費量は増え続けている。[37] １９６４年にタバコの害が明確に証明されてから50年以上が経っているが、世界のタバコ消費量はその当時に比べて減るどころか、増えているのである。タバコ問題は決して過去の問題ではない。

タバコ会社は、中低所得国では昔の日本や欧米で使われたような古典的なマーケティング戦略を駆使してタバコを売り込んでいる。一方で、日本や欧米のように喫煙率が低下傾向にある先進国におけるタバコ会社の戦略は基本的に一貫している。

「喫煙率が低下していくとしても、少しでも低下するスピードを遅くする。そのために、あらゆる手段を駆使して、タバコ対策を阻害し、少しでも多くの人にタバコを始めてもらい、吸い続けてもらうように仕向ける」という戦略だ。２０１０年に神奈川県で受動喫煙防止条例が制定された。日本で初めての受動喫煙防止条例だった。この時、タバコ会社からの妨害工作があり、神奈川県は住民世論調査を初めからやり直す事態となった。初めの調査ではタバコ会社による組織的動員によって不自然な反対票の急増が確認された。調査をやり直した結果、8割近くの県民が条例に賛成しているとわかり、この世論が条例成立の後ろ盾となったのである。もし、不自然な票の動きに気付いていなければ、日本で最初の受動喫煙防止条例は成立していなかったかもしれない。このあたりの事情は当時の神奈川県知事である松沢成文氏の著書『ＪＴ、財務省、たばこ利権〜日本最後の巨大利権の闇〜』（ワニブックス）に詳しい。

6 対立を煽《あお》りタバコを延命させる？

タバコ会社はずっと前から、タバコの害が明らかになってからも、積極的に広告宣伝、販売促進活動やロビー活動を行ってきた。そのため、タバコのことを悪く言いにくい空気が作られてきた。タバコ会社が意図的に何10年もかけて、印象操作をしてきた影響が積み重なり、人々のタバコ問題に対する認識が形作られている。タバコ会社は、喫煙は文化であって、タバコを吸う権利がある、他人にとやかく言われることでない、と人々が思うように周到に活動してきたのだ。

従来、タバコ産業は知識人や専門家を広告塔として活用してきた。図表6-3は１９３１年に米国で使われたタバコ広告だが、医師がタバコを勧めている。医師などの専門職が広告や宣伝、

図表6-3　医者が勧めるタバコ広告の例（1931年、米国）

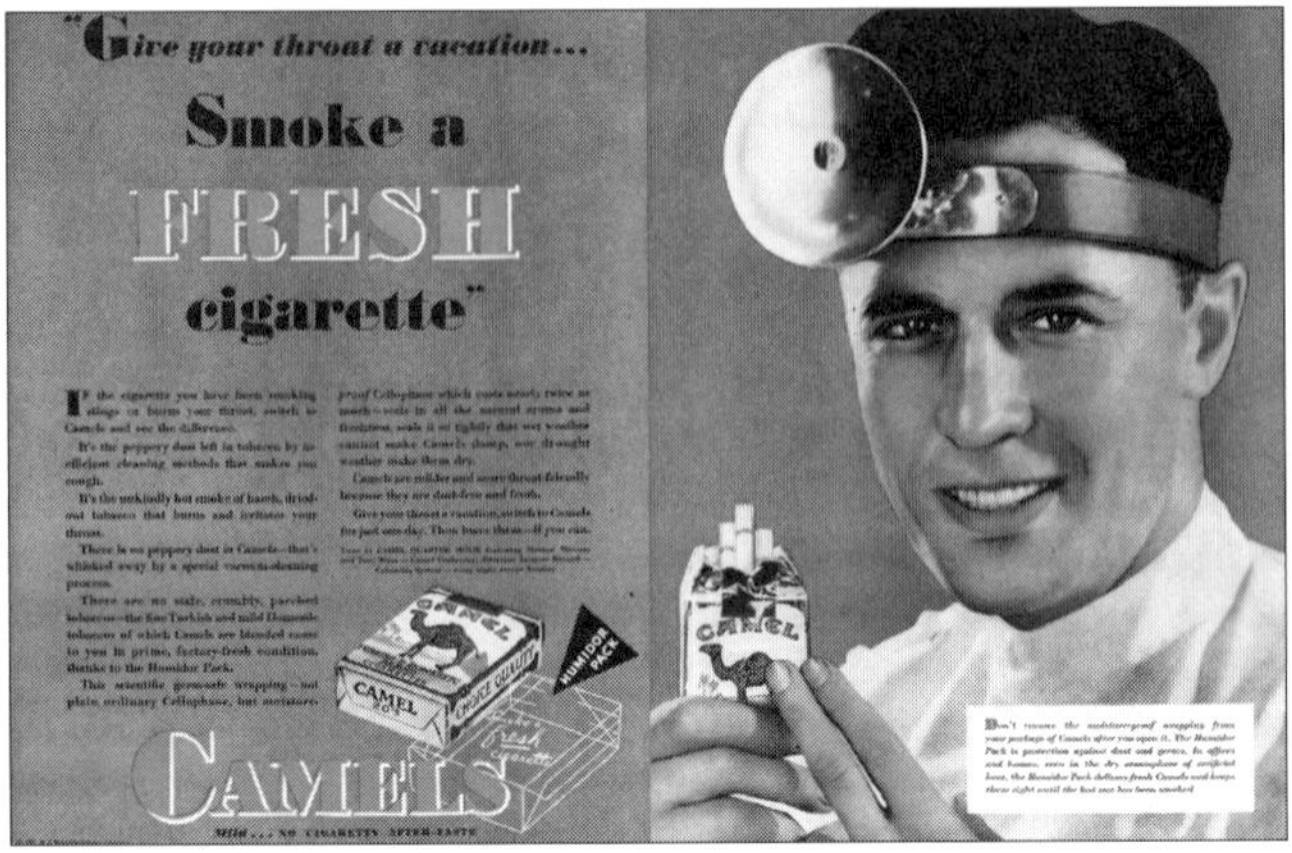

（出典）Stanford Research into the Impact of Tobacco Advertising (SRITA) タバコ広告データベース

販売促進活動に活用されるという手法は現在も変わらない。今では、タバコの害がはっきりと実証されているわけだから、タバコを勧めるような態度をとる医師や知識人の責任は非常に重い。

タバコ産業はずっと社会的に不利な状況の若者をターゲットにしてきた。タバコ産業の内部文書の分析から、タバコ産業が先進国において、社会経済的に恵まれない状況の若者を主要なターゲットとしていることがわかっている。先進国だけでなく発展途上国も含む全ての国において、タバコ産業によるタバコ広告は、喫煙を女性解放のシンボルとして印象付けることによって、特に低学歴で社会経済的に不利な若い女性を喫煙させるように仕向けてきた[38]。

学歴は人の社会経済状況を表すとされる

図表6-4　日本人の学歴別の喫煙率（%、25～64歳、男女）

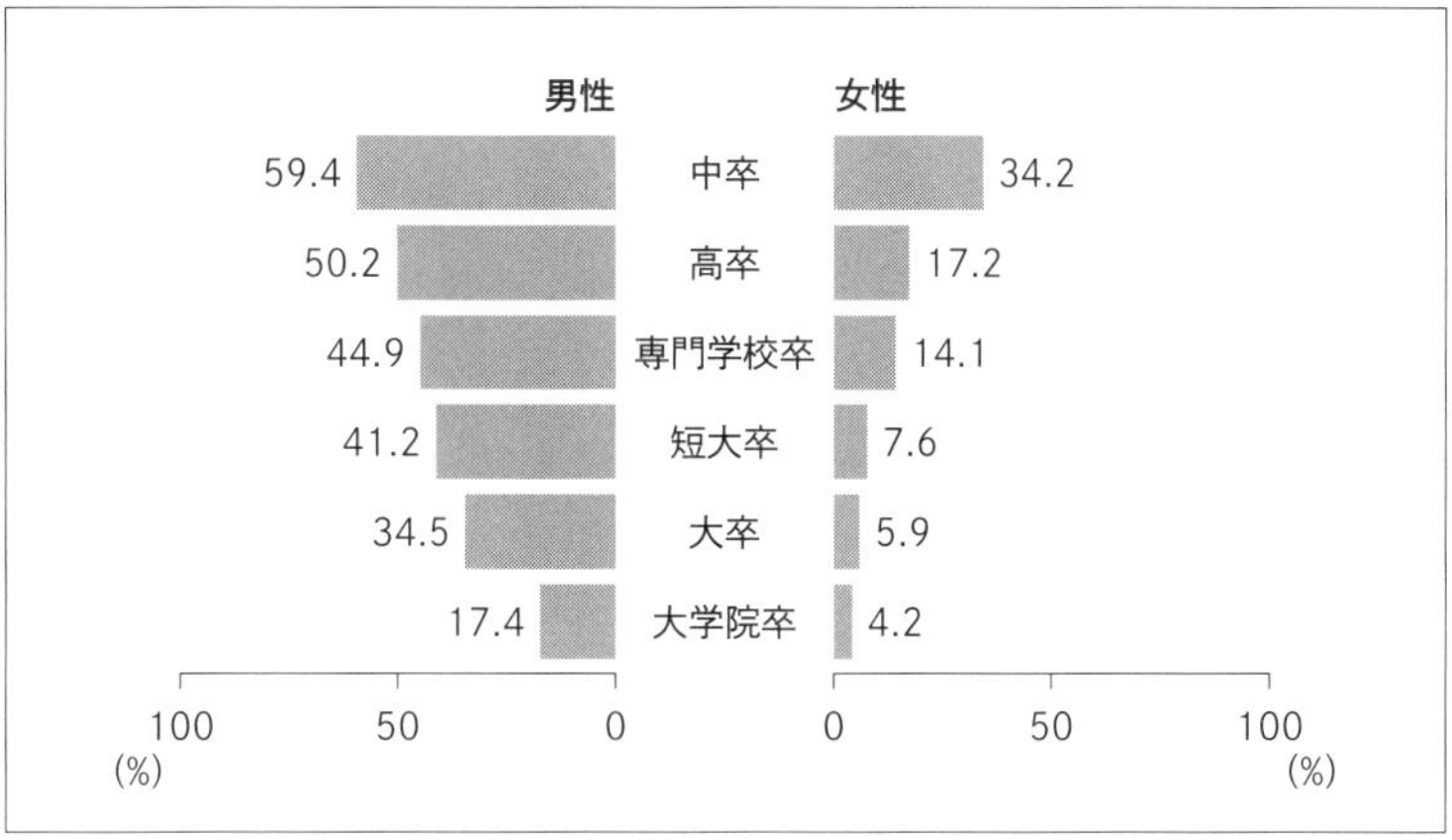

(出典) 国民生活基礎調査、2010年
Tabuchi T, Kondo N. Journal of Epidemiology 2017; 27: 186-192.

代表的な要因である。一般に学歴と所得などさまざまな社会的要因は相関している。学歴別に喫煙率をみると、図表6-4のように中卒や高卒の人における喫煙率が高く、大卒や大学院卒の人における喫煙率が低くなっているとわかる。この関連は、世界中の先進国で観察されている。

人は誰でも周りにいる人から影響を受ける。学校や職場の仲間がタバコを吸っていたら、タバコを吸いやすくなってしまうのである。タバコ会社は意図的に喫煙者の多い組織や集団をターゲットにして囲い込もうとしてきた。

いかにタバコを魅力的にみせて、若者や女性、まだ吸っていない人に吸わせるか？どうやって喫煙者をより強固なニコチン依存にして、止められないようにするか？　どうすればタバコの害が軽視されるようになるか？　タバコ産業はずっと注力してきたのだ。

タバコ会社は意図的に〝愛煙家〟というような言葉を使って、タバコを吸う人と吸わない人を分断して対立させるように仕向けてきた。その手にのってはいけない。

ここで重要な観点の1つは、タバコを吸う人がタバコの一番の被害者であるということだ。タバコによって最も大きな害を被《こうむ》るのは喫煙者自身なのである。多くの人は、受動喫煙で被害を受ける非喫煙者こそ一番の被害者だと考えている。[38]喫煙者が加害者であって、非喫煙者だけが被害者だと主張する人もいる。しかし、それは対立が誘導された結果だと気付いてほしい。

タバコを吸う人も、タバコの煙を吸わされる人も、どちらもタバコの被害者である。

自治体や医療機関などで禁煙支援やタバコ対策に取り組んでいる人たちが、タバコを吸う人にひどいことを言われたとか、あからさまに嫌な態度をとられたとか、つらいことがあって嫌になるという話をよく聞く。[39]逆に、タバコを吸う人が、病院や路上で馬鹿にされたり、ひどい扱いを受けたという話も聞く。対立するのではなく、お互いの歩み寄りが必要なのだが、これがなかなかうまくいかない。タバコを吸う人と吸わない人が対立すればするほど、タバコ会社が望んだ状況が生まれてしまう。対立すればするほど、タバコを吸う人は、タバコを吸わない人、禁煙を勧める人の言うことに耳を傾けなくなり、禁煙から遠ざかってしまうのである。

新型タバコの登場により、新しい対立が起きている。新型タバコに関する認識の違いから対立が生じてしまっているのだ。また、禁煙支援やタバコ対策の現場においても、新型タバコがハーム・リダクションとして機能するかどうか、意見が対立している。問題が複雑で難しければ難しいほど、考えや意見がまとまらず、対立は継続する。新型タバコ問題は、まさしく複雑で難しい。しばらく新型タバコによる健康リスクの評価については未知だとせざるを得ない状態が続くのだ。今、新型タバコ問題について見解が分かれ、タバコ対策の専門家の間にも対立が生まれている。これがタバコ会社が意図して作り出した状況だとしたら、大成功といえるだろう。この対立による社会的デメリットは計り知れない。

対立するよりも、協力して、タバコの害から逃れる道を模索してほしい、と願っている。

(38) 受動喫煙問題においては、喫煙者が加害者であり、非喫煙者が被害者だという構図もある。喫煙者は被害者だけでなく、加害者にもなってしまう。

(39) タバコ対策をしっかり進めることは大変だと同意する。筆者もできる限り協力すると約束する。皆で励ましあって助け合ってやっていってほしい。

第7章

新型タバコ時代を生き抜くには？

KEY POINTS

▼ タバコを吸っている人が一番のタバコの被害者。

▼ 新型タバコに関心を持った、その理由を尊重する。新型タバコにより害を軽減できるのか、何が変わるのか、情報を読み込み、客観的に判断してほしい。

▼ 新型タバコの未知のリスクに対してどう対応するか。予防原則により社会のルールを守らなければならない。

▼ 新型タバコからも「タバコの煙」が出ている。「タバコの煙」自体を規制の対象とするのも一案。

本章では、タバコ問題の新たな局面、新型タバコ時代を迎えた日本において、タバコ問題、新型タバコ問題とどう向き合い、どう対処していけばよいのか？ それぞれの立場の人に届けたいメッセージ、知ってほしいことなど、筆者からの処方箋を届ける。

1 新型タバコに対処する方法① タバコを吸う人の場合

(A) 紙巻タバコを吸っている人へ伝えたいこと

新型タバコの話題の前に、紙巻タバコを吸っている人全員に伝えたいことがあります。

タバコを吸っている人に伝えたいことの第一は、タバコを吸っている人が一番のタバコの被害者だということです。

タバコを吸っている人は、当然のことですが、悪者ではありません。もし、これまでに誰かにタバコを吸っているという理由で、頭ごなしに否定されたり、悪者であるかのように扱われたりしたことがあるなら、私が代わりに謝ります。むしろ、タバコを吸っている魅力的な人がたくさんいます。[40]タバコを吸っているのは、好奇心が旺盛な証拠かもしれません。もしかしたら、反骨精神のためかもしれません。反骨精神があったり、好奇心旺盛であったりしたがゆえにたまたまタバコを吸うことに興味が向き、ニコチン依存症になり、止められなくなった。よくある話です。

そんな魅力的な人がずっとタバコを吸っていたら、タバコのせいで寿命がおおよそ5〜15年短くなり、男性であれば50代後半〜60代という年齢で亡くなってしまいます。これまでの研究のデータからわかっている通りに、若くして亡くなってしまうのです。

例えば、2012年、とても魅力的な歌舞伎役者の18代目中村勘三郎さんが57歳で亡くなりました。本当に残念な出来事です。原因は食道がんでした。しかし、それは意外な出来事ではありません。タバコもお酒も豪快だったとのことですから、中村さんが50代後半で亡くなってしまったことは、まさしくデータの通りなのです。

魅力的な人が早くに亡くなってしまうのは本当につらいことです。長く生きて活躍し続けてほしい、だからこそ絶対に禁煙してほしいと私は願っています。[41]できるだけ早くに止めたほうがいいのですが、何歳からでも禁煙すれば良い効果があるとわかっています。

あなたが今タバコを吸っているのは、あなたの意志によるものでしょうか？　ほとんどの人がそうだと思っているかもしれません。しかし、実はニコチン依存症のためにそう思い込まされているとわかっています。

タバコには大きな害があります。タバコを吸っていると病気になり、平均寿命より早く死亡してしまいます。タバコは人をニコチン依存症にして幸せを奪うのです（**第5章第4節**参照）。

このように禁煙してほしいと伝えたとしても、必ずしもあなたが禁煙してくれるわけではないことは理解しています。「勉強しなさい」と子どもに怒鳴っても、子どもが勉強してくれないのと同じです。どんなことでも自分からやる気にならなければ、何かを成し遂げることはできません。

タバコを吸い続けることは、タバコ会社に搾取され続けることです。タバコ会社の役員は巨額の報酬を得て、自分自身はタバコを吸わず、社会的に不利な状況にある人がタバコを吸うように仕向けている、というのはとても有名な話です。[42] 本書は新型タバコに焦点を絞っていますから、こういった禁煙のための重要な観点について十分には書ききれていません。他に詳しく書かれた

(40) 当然ですが、タバコを吸っていない魅力的な人もたくさんいます。
(41) もちろん禁煙するとともに、多量飲酒も控えてほしい。
(42) 英BBCのドキュメンタリー「タバコ戦争」によると、1980年代初め、米国のタバコ会社はある有名人を広告のイメージキャラクターにした。彼がタバコを吸っているとタバコ会社の幹部が「何だ、君、タバコなんて吸うのか」と言う。「吸わないんですか」と聞くと、幹部は「冗談じゃない」と首を振り、「〝喫煙権〟なんざ、ガキや貧乏人、黒人やバカにくれてやるよ」と言い放った後、「1日あたり数千人の子どもを喫煙に引きずり込むことが君の仕事だ。肺がんで死ぬ喫煙者の欠員補充だ。中学生ぐらいを狙え」と語ったという。本当にひどい話だ。タバコ会社は表向きは子どもにタバコを売らないとしながら、子どもに喫煙させることを仕事にしているのだ。なお、タバコ会社の子ども向け喫煙防止キャンペーンは、ほとんど効果がないとわかっている。

良書(43)がありますから、ぜひタバコ問題について詳しく知って、禁煙の動機にしてほしいと思います。

後述の**「補足コラム：禁煙するには？」**も参考になると思います。

(B) 加熱式タバコを吸おうかと考えている人へ伝えたいこと

あなたはなぜ新型タバコを吸おうと考えているのでしょうか？

あなたが新型タバコに関心を持っていることを、まずは尊重したいと思います。その関心の背景にある事情をちゃんと聴きたいのです。

タバコを吸っている人が新型タバコに関心を持つ理由は主に2つあります。

(1) 1つは、自分の健康被害や他の人への受動喫煙の害に配慮して、禁煙する代わりに加熱式タバコに替えるという理由です。非常に多くの人がこの理由で加熱式タバコにスイッチしていっています。

私は、自分や他の人へのタバコの害に配慮しようとしてくれていることを尊重したいと考えています。まずは、タバコの害を理解していただき、ありがとうございます、と伝えたい。

しかし、実際にスイッチする前に考えてほしいことがあります。スイッチする代わりに、完全にタバコを止めることはできないでしょうか。紙巻タバコをせっかく止めるのですから、全てのタバコを止めてしまって、禁煙のすばらしいメリットを享受してほしいのです。

スイッチする理由として挙げた目的がスイッチすることで本当に達成できるかどうかは、まだわかっていません。新型タバコを吸う人での健康被害は紙巻タバコによる害とほとんど変わらないのではないかと予測しています（**第5章**参照）。未知の健康リスクもあります。また新型タバコを吸うことによって、紙巻タバコを止めることができるかどうか、まだわかっていません。新型タバコに替えたら、受動喫煙を減らすことはある程度できるかもしれません。

（2）タバコを吸っている人が新型タバコに関心を持つもう1つの理由は、タバコを吸いにくい環境が増えてきたため、そのような場所で吸うために新型タバコを導入しようというものです。
この理由で新型タバコを吸おうとしているあなたは、新型タバコのせいで、ニコチン依存症から逃れることがより困難になってしまいます。世の中にはニコチンの害などたいしたことではないと言う人もいますが、ニコチンがあなたの幸せを奪っていることを、ぜひ知ってほしいのです（**第5章第4節**参照）。

また、この（2）の理由で新型タバコを吸おうとしているあなたには、紙巻タバコも止めるということについて今一度考えてみてほしいと思っています。当然のことですが、本人が止める気

（43） 川井治之『頑張らずにスッパリやめられる禁煙』サンマーク出版、磯村毅『「吸いたい気持ち」がスッキリ消える リセット禁煙』、PHP文庫、アレン・カー『禁煙セラピー』KKロングセラーズ社、など。

になれなければ、禁煙はできません。私が何かを少し伝えて、あなたがタバコを止めるようにできるとは考えていません。いつかタバコを止めたいと思ってもらえるように、タバコ問題に関する理解や環境の整備が進むように少しずつでも支援していきたいと思っています。さらにタバコが値上げされたり、職場や家庭が禁煙化されるなどタバコを取り巻く環境を変えることができれば、あなたがタバコを止める動機となるかもしれません。

(C) 加熱式タバコにスイッチした人へ伝えたいこと

あなたはなぜ加熱式タバコにスイッチしたのでしょうか?

自分の健康のために紙巻タバコよりましだと考えたからかもしれませんし、家族や同僚の受動喫煙を減らす目的かもしれません。もし、そうだとすると、まずは紙巻タバコを止められたこと、本当によかったですね、と伝えたい。また、受動喫煙を減らそうと配慮して加熱式タバコに替えられたのであれば、配慮していただき、本当にありがとうございます、と伝えたい。私は、その気持ちを尊重したいです。

日本では、こういった他人に配慮する気持ちや空気を読む国民性がうまく機能してきたと思います。タバコ対策にとってもこの国民性が対策を進める上で良い方向に働いているものと考えています。これからも、自分、家族、仲間を大切にするよう配慮していただければと思います。

今回はせっかくの機会ですから、新型タバコのリスクについて一度考えてみてほしいのです。

加熱式タバコには使用する本人に対して紙巻タバコとほとんど変わらない害があるのではないかと予測しています（第5章参照）。新型タバコのリスクについてよく知ってほしいと思います。

あなたが考えているよりも新型タバコには大きな健康リスクがあるかもしれません。私の話を聞いて、「タバコ会社にだまされた」と怒る人もいました。客観的な事実を知ることが、どうするべきか、どうしたいかを考えるために重要です。タバコ会社から伝わる情報ではなく、今の段階で客観的にわかっていることを十分に知り、これからも新型タバコを吸い続けるかどうか考えてほしいと思います。

（D）紙巻タバコと加熱式タバコの両方を吸っている人へ伝えたいこと

実は、加熱式タバコを吸っている人の多くが紙巻タバコを止められないでいます。加熱式タバコを吸うようになったきっかけは、さまざまですが、

（1）禁煙しようと思ってという理由、
（2）紙巻タバコよりも害が少ないと思ってという理由、
（3）誰かと一緒にいるときは受動喫煙が減るようにと配慮してという理由、

こういった害を減らそうと意図した理由で新型タバコを吸っている人が多くいますが、一方で、

（4）タバコを吸いにくい場所で吸うためという理由で新型タバコを吸っている人もいます。

（4）の理由で吸っている方は、どうしてもタバコを止められないとあきらめているのかもしれません。本人が止める気になれなければ、当然止めようとはなりません。私が何かを少し伝えて、あなたがタバコを止めるようにできるとは考えていません。いつかタバコを止めたいと思ってもらえるように、タバコ問題に関する理解や環境の整備が進むように少しずつでも支援していきたいと思っています。タバコが値上げされたり、職場や家庭が禁煙化されるなどタバコを取り巻く環境を変えることができれば、あなたがタバコを止める動機となるかもしれません。

すぐに行動を変えてもらうのは難しいと理解していますが、あなたにぜひ読んでほしいのは、ニコチン依存症について書いたところです（第5章第4節参照）。なぜなら、あなたはニコチンへの依存をより強化してしまう行動をとっているからです。繰り返しになりますが、ニコチン依存症は本当にこわい病気です。ニコチンは、うれしい気持ちや楽しい、おいしいといったことを感じなくさせて、幸せを奪います。

人は、タバコに関する正しい理解を得るとともに禁煙することに意欲を持つようになります。それを阻んでいる代表的要因がニコチン依存なのです。本書は禁煙を支援することを主な目的としては書かれていないため、禁煙するための情報は不十分で大変申し訳ないのですが、他に禁煙するための良書[44]が多くあります。禁煙する意欲が出たという場合には、ぜひこれらの本も参考にしていただければと思います。タバコについてしっかりと理解することで、禁煙の意欲が湧き、タバコを再び吸うことからも自分を守れるようになります。

前述の（1）～（3）の理由で新型タバコを吸っていて、紙巻タバコを止められないという方に、最も理解してほしいことは、紙巻タバコは1日1本でも吸っていたら大きな健康被害が出てしまうということです。たとえ少しであっても長期間にわたりタバコを吸うことが非常に有害なのです。ですから、もし新型タバコの健康被害の程度が紙巻タバコよりも軽いとしても、紙巻タバコを併用して吸っていると健康被害を減らせないと考えられます。できれば、新型タバコを含めてタバコは全て止めてほしいのですが、まずは紙巻タバコを完全に止めてほしいと思います。

補足コラム　禁煙するには？

禁煙外来に行ける人はぜひ行ってほしいのですが、タバコを止める方法は禁煙外来や禁煙治療だけではありません。実際に禁煙した方の約80％は自力で止めることができた人です。禁煙外来には行けない場合もあるでしょう。そのような方は、自力で禁煙するというのもいい方法だと思います。

次のようなタイミングに禁煙を始めるといいかもしれません。個人個人ちょうどいいタイミングがあると思います。

（44）川井治之『頑張らずにスッパリやめられる禁煙』サンマーク出版、磯村毅『「吸いたい気持ち」がスッキリ消える リセット禁煙』、PHP文庫、アレン・カー『禁煙セラピー』KKロングセラーズ社、など。

例えば、金曜の夕方に仕事を終え、禁煙をスタートします。土日に家族と一緒に過ごして月曜の朝まで禁煙すれば、ほぼ3日間はタバコを止められます。3日間禁煙すれば、平均的にはニコチンの離脱症状もおさまる頃です。そのままずっと止めてみてください。それで、いつの間にか止められたという人は意外に多いのです。タバコを吸いたくなったら、水を飲んだり、ガムをかんだり、ジョギングをしたり、うまく気分を紛らわせられるといいですね。

もちろん、禁煙が1回でうまくいくとは限りません。

金曜夜からの禁煙に毎週チャレンジしてもらってもいいと思います。いつか禁煙に成功できると思います。

もっと極端なことをいえば、毎日、朝起きたときには、もうすでに7~8時間は禁煙に成功しています。当たり前のことですが、人間の体はタバコを吸わなくても大丈夫なようにできています。

毎日でも禁煙にチャレンジしてほしいと思っています。毎週でも毎日でも、失敗を恐れず、何度でもチャレンジしてほしいのです。

1回の挑戦で禁煙できなかったとしても、それはあなたの意志が弱いからではありませんし、あなたの責任でもありません。タバコ会社によって意図的に誘導されたニコチン依存の結果なのです。何度でも禁煙にチャレンジすれば、いつか必ず禁煙できます。いろいろな方法で禁煙すればいいのです。1回や2回禁煙に失敗しても、10回、20回とチャレンジして、最終的に禁煙できれば必ずいいことがあります。

どんなメッセージが人の心に響くかなど、わかりません。
いろんなパターンがあっていい。
いろいろな人が、それぞれの方法で、禁煙を説いています。

そこで筆者も、タバコを吸っている人へのメッセージレターを1つ書いてみました。

【レター】早くタバコを止めてくれ！　面白い奴に早く死なれるのはつらい。

みんなそうだと思うが、私は面白い奴らと一緒にいるのが、一緒に仕事するのが、一緒に遊ぶのが好きだ。

これまでに私が出会ったオモロイ奴の多くは、タバコを吸う奴だった。そりゃそうだろう。タバコ産業による狡猾《こうかつ》なマーケティング戦略により、タバコは社会への反骨精神の象徴としても扱われたし、大人の象徴、できる女の象徴としてかっこよく描かれたりもしていた。いろんなものに手を出してみる好奇心の強い面白い奴ほど、反社会的行為を志向して、格好つけて、タバコに手を出して、結果的にニコチン依存になりタバコを吸うようになる。

こういった若者の行動パターンからして、一度もタバコに手を出したことのない奴よりも、手を出したことのある奴のほうが好奇心旺盛で何か面白いことをしでかしそうだということはあると思う。

タバコを吸っているだけで人を悪く言う人がいるが、私は決してそうは思わない。きっと面白い奴に違いないと考えている。チャレンジ精神にあふれたオモシロ・エピソードを話してくれるに違いないと期待しているのだ。

ただし、他の人への害や迷惑にまったく配慮せず、人にタバコの煙を吸わせるのはいけない。そのタバコの煙が即座に心臓発作を誘発し、隣にいる人、近くにいる人を病院送りにしてしまうこともあるのだ。これには十分に配慮してほしい。人が嫌がること、他人への害に配慮できない奴に面白い奴はいない。

タバコを吸いたい人がタバコを吸うことに反対しない。だが、いつまでもずっとタバコを吸っていると早く死んでしまうことになる。30歳までに止めることができれば、平均寿命は減らないというデータがあるし、何歳からでも禁煙すれば必ずいいことがある。私はタバコを吸っているのはきっとオモロイ奴ばかりだと思っているので、タバコを吸って、どんどん早く死んでいくのは残念この上ないことなのだ。早くタバコを止めてくれ！　面白い奴に早く死なれるのはつらい。

次のようなある意味酷《ひど》いメッセージが刺さることもある。ネットにもこういった噂話がいろいろ出ている。

タバコを吸っているといつまでも搾取される、というたぐいの噂話《うわさ》だ。

ある経済学者の心の声だとのこと。国の税収や年金問題に関心があるらしい。だから、その人曰《いわ》く、

「タバコをどうせ吸うなら、倍ぐらい吸ってくれればいいのに。国の税収も倍になるし、もっと早く死んでくれて、国は年金を払わなくて済むし、最高だ」

タバコ研究をやっているという研究者の話も聞こえてきた。

その研究者によると、タバコを吸う人がいてくれるから仕事が増えて、給料も増えるとのことだ。いつまでも、できるだけ、おいしい思いをするために、喫煙者がいつまでもタバコを吸い続けてくれるように願い、タバコ会社を内心応援しているらしい。

私の知り合いが、こういう噂話についてタバコを吸っているタクシーの運転手さんに伝えたと

ころ、その運転手さんが即座にタバコを止めてくれたということもあった。何が人の行動を変えるかわからない。全ての人が、その人に合った良い禁煙のきっかけに出会ってくれればと心から願っている。

2 新型タバコに対処する方法② タバコを吸わない人の場合

タバコを吸わない人にとって対処していかなければならない新型タバコの問題点は、やはり、新型タバコによる周りの人への害、受動喫煙の害がどの程度あるのか、ということだろう。

新型タバコでは、紙巻タバコと比べて、受動喫煙の害が少ないかもしれない（第5章第5節参照）。新型タバコには副流煙がないため煙（エアロゾル）の量が少ないからだ。受動喫煙防止のための経過措置としては新型タバコもありかもしれない。

ただし、もともとタバコの煙がなかった場所で、新型タバコの使用を許可するということにしてはならないと考える。さらに、本人への害については受動喫煙の害とは別に、考えていかなければならない。

また、世の中には、タバコの煙やエアロゾルから被害を受けやすい人もいる。狭心症など虚血性心疾患、気管支喘息や化学物質過敏症の患者さんが代表例である。少量の曝露《ばくろ》でも、発作を起こしたり、体調を崩したりするなどの健康被害が起きてしまう。受動喫煙では新型タバコのほうがましかもしれないからといって、単純に新型タバコならどこでもＯＫとはできないのである。

新型タバコを吸っている人の多くが、新型タバコには害がない、と誤解してしまっている。そう誤解した人はどう行動するだろうか。

１つのよくあるパターンが、今まではタバコを外で吸っていたのに、新型タバコなら中で吸っても大丈夫だろうといって、家の中や職場、車の中など屋内で吸うようになってしまうパターンである。これまでは家族や職場の同僚やスタッフにタバコ煙の被害がおよばないようにと配慮して、ベランダや外で吸ってくれていた人が、それを止めてしまう。妊婦や子どもなど家族がいてもすぐ横に座って新型タバコを平気で吸うようになってしまうのだ。

そのため、受動喫煙についても、新型タバコはましだと言いすぎないほうがいいだろう。紙巻タバコが蔓延《まんえん》した環境と比較すれば、という条件付きだからである。

まとめると、新型タバコによる受動喫煙の害はあるが、程度は軽いかもしれない。ただし、どんなレベルでも化学物質過敏症の方など、大きな被害を受ける人がいることに配慮すべきだということと、程度が軽い可能性があるとしても、それは紙巻タバコと比較すればという条件付きであって、タバコ以外のものと比較すれば、新型タバコは十分に有害だということは理解しておくべきだろう。

補足コラム　3次喫煙――屋内のタバコがよくないもう1つの理由

タバコによる健康被害のルートには、自分で吸う能動喫煙、他人からの煙による受動喫煙だけでなく、3次喫煙もある。3次喫煙とは、タバコから出た有害物質がソファーやカーペットなどの住環境に残留し、その有害物質によって引き起こされる健康被害のルートである。有害物質は環境に日々蓄積される。実は、3次喫煙の健康被害はかなり大きいのではないかと考えられるようになってきている。例えば、赤ちゃんがソファーでハイハイしている。そのときには誰もタバコを吸っていなくても、赤ちゃんがいないときに室内で親など誰かがタバコを吸っていたら、ソファーには有害物質がこびりついてしまっている。こういった有害物質は何年もの長期にわたって残留すると示した研究[39]もある。ハイハイした赤ちゃんの手や体に、有害物質がくっついてしまう。

赤ちゃんがその手を口に入れたり、赤ちゃんの皮膚から吸収されたりして、有害物質は赤ちゃんの体に取り込まれてしまうのだ。この有害物質への曝露が日々繰り返され、赤ちゃんが病気になってしまうリスクとなるのである。

屋内でタバコを吸うことがよくないとされる1つの理由がこの3次喫煙である。新型タバコからも発がん性物質などの有害物質が出ており、屋内で新型タバコを吸うと受動喫煙に加えて、3次喫煙も生じることとなるのである。

3 新型タバコに対処する方法③　禁煙を勧める人の場合

人に禁煙を勧める現場として、医療、行政、職場、学校、個人的な場面等が想定される。それぞれの現場でこれまでも禁煙が勧められてきたが、禁煙支援の現場でも新型タバコが問題になっている。世の中では新型タバコを吸っている人が急増しているわけだが、新型タバコに関してそれぞれの現場にノウハウがあるわけでもなく、それぞれがどのように対応すればよいのか混乱が起きているのである。

医療の現場では、新型タバコで病気になるリスクが話題に上がるだろう。行政の現場や職場では、新型タバコによる受動喫煙の害が議論されるだろう。学校の現場では、新型タバコの隠れ使用が問題になるかもしれない。また個人的に、新型タバコについてきちんと知って、適切に対応したいというニーズもあると承知している。

では、新型タバコ問題にどう対応すればよいのか？(45)

(45) 初めから断っておくが、もちろん筆者も新型タバコに対する完璧な対応方法は知らない。新型タバコが普及してから、それほど時間が経っているわけでもないのだ。誰でも新型タバコを扱った経験は乏しい。ここで筆者が伝えるのは、何らかの問題に取り組む場合に共通した方法といってもいいかもしれない。

新型タバコを吸っている、もしくは、吸おうとしているということについて、頭ごなしに否定してはいけない。人が良かれと思ってやっていることについて、絶対にダメだと、強く否定されれば、誰でも気分を悪くするものだ。後ろめたい気持ちで吸っている人もいるかもしれないが、それでも否定されると反発心が湧くだろう。

背景にある事情を丁寧に聴いてもらいたい。

「あなたはなぜ加熱式タバコを吸おうと考えているのでしょうか？」「あなたはなぜ加熱式タバコにスイッチしたのでしょうか？」とか「あなたはどうして紙巻タバコと加熱式タバコの両方を吸うようになったのでしょうか？」などと聞いてみてほしい。それぞれの質問は、**第7章第1節**の（B）（C）（D）のケースに対応している。事情を把握するとともに新型タバコを吸っている人の気持ちを尊重する態度を明確に示してほしい。しっかりとお互いの信頼関係を築かなければ、こちらが求める方向に行動を変えてもらうことは当然できないのである。

質問してからの流れは、**第7章第1節**や**第2節**に示した通りとなる。**第7章第1節**の（A）～（D）と**第2節**の全てのパターンを理解してほしい。ほとんどのケースは、この5つのうちのどれかにあてはまるだろう。ただし、個々の事情はさまざまだ。ケースバイケースで愛のある対応をしていただければと思う。

医療など禁煙支援の現場では、新型タバコから出る有害物質、病気になるリスクについて認識を共有し、紙巻タバコだけでなく、新型タバコも止めてもらうという方向にうまくもっていくということとなるだろう。

厚生労働省による2018年の禁煙支援マニュアル第二版の増補改訂版には、次のように記載された。

「タバコ関連の健康リスクを軽減させるために、加熱式タバコを単独で使用している場合であっても、それをゴールとするのではなく、最終的にはその使用も中止するよう、情報提供や支援を行うことが重要である。加熱式タバコ使用者への対応その際に、加熱式タバコに切り替えた理由や切り替えて感じていることなどを聞き出して、喫煙者の気持ちを受容しながら、次へのステップについて話し合うことが大切である。」


禁煙外来の現場でも、新型タバコ問題で困っていると考えられる。

加熱式タバコを吸っている場合に、加熱式タバコを止めるための禁煙治療を受けることは可能である。禁煙外来における保険診療は、ニコチン依存症に対する治療（ニコチン依存症管理料）である。加熱式タバコを吸っている者もニコチン依存症であり、保険適用できる。加熱式タバコだけを吸っているケースでは、呼気中一酸化炭素（CO）濃度を測定しても数値はほとんど上がらないので、その点、注意が必要となる。CO測定値を記録する欄に加熱式タバコ使用中などと記録しておけばよいだろう。保険適用の条件に、呼気中CO濃度の数値は含まれない。

喫煙指数（＝喫煙本数×喫煙年数）については、加熱式タバコの本数を同等に扱ってもよいと考えられる。プルーム・テックの場合には、カプセルの個数を記録しておく。ＪＴはプルーム・テック用のタバコカプセル5個をタバコ20本相当としているが、まだこれに関するコンセンサスはできていない。

行政の現場や職場では、新型タバコによる受動喫煙問題に関する対応が多いかもしれない。**第7章第2節**のパターンを参考にケースバイケースで経験を積み重ね、対応方法をブラッシュアップしてほしい。継続的に情報を収集し、**第7章第4節**でのルール作りへとうまくつなげていただければと思う。

4 新型タバコに対処する方法④ 社会のルールを作る人（政治家・行政担当者など）の場合

新型タバコの登場はすでに社会に悪影響を与えている。

２０１８年に成立した改正健康増進法では、加熱式タバコは紙巻タバコとは異なる例外的な扱いとされた（**第6章第2節**参照）。屋内は原則禁煙としながらも、加熱式タバコ専用の喫煙ルームでサービスを提供することが認められたのである。

屋内でのタバコを禁止するという政策には、単に受動喫煙を防ぐという目的だけではない意義がある。屋内からタバコをなくし、タバコは社会的に認められないものだというメッセージを届ける効果や、禁煙したい喫煙者が吸いにくくなり禁煙が促進される効果が期待される。しかし、今回の法律のように加熱式タバコの分煙を認めてしまうと、タバコはOKなんだ、新型タバコは認められているんだ、というメッセージを伝えることとなってしまう。

タバコ会社はすでに全面禁煙となっている飲食店に対して、加熱式タバコを認めさせようと積極的なロビー活動を展開している。加熱式タバコを特別扱いすることはタバコ産業の思惑により誘導されているのである。

多くの先人たちがこれまでに実施してきたタバコ問題に関する研究の成果として、受動喫煙を防止するためには、例外なく屋内を全面禁煙にすることが最も有効だとわかっている。屋内全面禁煙が受動喫煙防止対策における世界基準のルールなのだ。

改正健康増進法や東京都の受動喫煙防止条例のように、受動喫煙防止のための法律や条例を成立させることができたこと自体は、すばらしいことだ。日本におけるタバコ対策の前進であり、まずはその意義を強調したい。この法律や条例の成立に努力された方々に感謝する気持ちでいっぱいである。

しかし、この加熱式タバコに対する特別扱いはよくない。タバコ業界からの圧力が強く、情報が少なかったためにそうするしかなかったものと想像するが、まだ情報が十分にない物に対してどのように対処するべきか？　今回の法律では、「リスクがわからないので禁止できない」としてしまった。ここでは予防原則により「リスクがないとわかるまでは禁止する」とするべきだったと考える。現在の状況はある意味経済的メリットを優先した判断がなされているが、予防原則のほうは、経済よりも人を大切にする考え方だともいえる。

加熱式タバコは、従来の紙巻タバコと同様に有害物質・発がん性物質が発生する明らかに有害なタバコ製品である。さらなる研究は必要だが、今ある情報からでも、加熱式タバコによる健康影響は決して小さくないと推測される。社会におけるルール・規制において、加熱式タバコを特別扱いするのではなく、紙巻タバコと同等にタバコとして扱うべきだと考える。初めから、たばこ事業法では加熱式タバコはタバコとして扱われている。屋内全面禁煙で禁止されるタバコには加熱式タバコも含まれるべきだと考えている。

なにも筆者だけがこう主張しているわけではない。

２０１７年10月に公開された日本呼吸器学会による、加熱式タバコや電子タバコに対する見解はこうだ【40】。

日本呼吸器学会は、加熱式タバコや電子タバコについて以下のように考えます。

1. 加熱式タバコや電子タバコの使用は、健康に悪影響がもたらされる可能性がある。
2. 加熱式タバコや電子タバコの使用者が呼出したエアロゾルは周囲に拡散するため、受動吸引による健康被害が生じる可能性がある。従来のタバコと同様に、すべての飲食店やバーを含む公共の場所、公共交通機関での使用は認められない。

これからのルール作りにおいては、新型タバコといっても加熱式タバコと電子タバコを分けて考える必要もあるだろう。日本では主に加熱式タバコが普及しているため、基本的に新型タバコといっても加熱式タバコに話題が集まる。改正健康増進法においても電子タバコへの言及はない。ルール作りにおいて、加熱式タバコは紙巻タバコと同じタバコとして扱うことが望ましいと考える。WHOもこの意見を支持している。

(1) 世界保健機関(WHO)の加熱式タバコに関する考え方

2018年に公開されたWHOによる加熱式タバコの情報シート[41]には以下のように書かれている。

加熱式タバコは従来のタバコよりも安全なのか?

現在、加熱式タバコが従来のタバコ製品よりも有害性が低いことを示す証拠はない。タバコ業界が資金提供する研究は、基準となる紙巻タバコと比較して、有害物質への曝露が著しく減少していると主張している。しかし、現在のところ、これらの化学物質への曝露の減少がヒトにおけるリスクの減少につながることを示唆する証拠はない。

WHOはどのように推奨するのか？

加熱式タバコを含む、全ての形態のタバコが有害である。もともとタバコは有毒であり、天然の形態でも多くの発がん性物質を含む。従って、加熱式タバコは、たばこ規制枠組条約（FCTC）に基づき、他の全てのタバコ製品に適用される政策および規制措置の対象となるべきである。

ただし、WHOも加熱式タバコの受動喫煙に関しては情報が十分ではないと認識しているようだ。加熱式タバコの受動喫煙については特にさらなる研究が必要だと考えられる。

(2) 電子タバコの規制

新型タバコといっても、加熱式タバコではなく、電子タバコの規制については、国際的に一致した見解が得られていないのが現状である。

英国政府は電子タバコを医薬品として承認して、ハーム・リダクションの手段として積極的に活用する方針であるのに対して、米国では若年者における電子タバコの蔓延による悪影響が考慮され、電子タバコに対する規制を強化しようとする動きがある。

こうした背景には、各国におけるタバコ対策の進捗状況の違いがある。英国には国際的にトップランナーとしてタバコ対策を進めてきた実績がある。英国では、タバコ1箱あたりのたばこ税が約900円と高くできており、飲食店やホテル等のサービス産業も含め屋内を全面禁煙化することが罰則付きで法律により定められている。英国ではタバコ対策はかなり進められたが、それでもまだタバコを吸っている人に対してどうするか、という文脈で電子タバコの禁煙効果に期待が集まっているわけだ。

しかし、電子タバコは禁煙させる効果があるとは証明されていない。また、電子タバコにも有害性がないわけではない（**第5章第7節**参照）。電子タバコが本当にハーム・リダクションになるかどうか、わかっていないことも多いのである。

そのため、米国など多くの国で電子タバコへの規制強化が検討されている。タバコ対策が十分に進んでいない国であればあるほど、電子タバコがタバコ対策や社会に悪影響を与える可能性があると考えられる。

英国と比べて、日本のタバコ対策はかなり不十分である。日本では、電子タバコによるハーム・リダクションを検討する前に、まず本丸である紙巻タバコへの規制を強化することが重要である。日本では、タバコは安すぎるし、屋内禁煙は徹底できておらず、脱タバコ・メディアキャンペーンはほぼ実施されていない。日本の現状では、ハーム・リダクションとして新型タバコを導入することよりも、これらの効果が確実なタバコ対策を進めることが優先されるものと考えられる。

（3）「タバコの煙」自体が有害物質と認定されている

国際がん研究機関（IARC）は、科学的根拠に基づき、「タバコの煙」自体を有害物質（発がん性物質）だと判定している。この判定の根拠となったデータというのは現実社会における人々の記録である。人々が「タバコの煙」を吸ったかどうか記録され、その人が追跡され、がんに罹《かか》ったかどうかが調べられてきた。そういうデータをたくさん集め、科学的根拠に基づいて「タバコの煙には発がん性がある」と判定したのだ。

実は、これまでの50年以上にわたるタバコのリスク研究全部をもってしても、紙巻タバコの有害性の全容は完全にはわかっていない（図表3-1参照）。途中のメカニズムには不明な点もあるが、タバコの煙を吸うと、肺がん、心筋梗塞や脳卒中などの病気になってしまうとわかっている。ここで重要になる予防の観点は、途中のメカニズムがどうであろうと、とにかくタバコの煙を吸うことを防ぐことができれば、病気を防げるということだ（第3章第1節）。

人々をがんなどの病気から守るために、人々を「タバコの煙」からできるだけ遠ざけなければならない。具体的には、禁煙支援を実施したり、受動喫煙を防止するために屋内を禁煙にしたり、子どもや学生にタバコの害を教えたり、社会的にタバコは許容できるものではないとの規範を広めたり、タバコを規制する法律を作ったりしていかなければならないのだ。「タバコの煙」自体を有害物質だと判定し、タバコの害についての認識を共有したことがタバコ対策の発展へとつながっているのである。

新型タバコにはまだ長期間の記録がない。**第5章第6節**で述べたように、新型タバコの研究は難しく、新型タバコの病気になるリスクは永遠にわからないかもしれない。しかし、**第3章**でみたように、新型タバコからは明らかに有害物質が出ているのだ。新型タバコからも「タバコの煙（エアロゾル）」が出ているのである。その「タバコの煙（エアロゾル）」自体を、由来がどのタバコだろうとも、規制の対象であるとすべきではないだろうか。

新型タバコに対して我々はどう対応していけばいいのか？　まだ世界的なコンセンサスはできていない。これから最良の対応方法を模索していかなければならない。

5 Q&A：疑問の答え合わせ（8）（9）（10）

疑問（8）：加熱式タバコの害は、まだ何もわかっていない？

回答：加熱式タバコは新しい製品ではあるが、「タバコの煙（エアロゾル）」を出すタバコ製品である。加熱式タバコからも紙巻タバコと同じようにたくさんの種類の有害物質が出ているのだ。紙巻タバコか加熱式タバコかどうかにかかわらず、「タバコの煙」自体の有害性は証明されているのである。それに基づいて考えれば、加熱式タバコにも害があると考えられる。加熱式タバコの害はある意味ではあるとわかっているのである。

ただし、未知のリスクも含め不明な点があるというのも事実だ。加熱式タバコの害について総合的に客観的に判断を下していく必要がある。さらなる情報収集、さらなる研究が求められる。

疑問（9）：加熱式タバコに替えて配慮したのだから、いいでしょ？

回答：配慮してくれた気持ちは最大限、尊重したい。自分や周囲の人への害を軽減しようと配慮してくれたことに感謝したい。しかし、だからといって、手放しで加熱式タバコは良いものだと認めることはできない。加熱式タバコからは明らかに有害物質が出ているのである。

加熱式タバコを吸っている本人には、紙巻タバコと比べてほとんど変わらない害があると予測されることも問題だ。

ぜひ、加熱式タバコに関する客観的で総合的な情報を知ってもらって、どうしていくべきかよく考えてほしい。本書がその助けとなるなら大変うれしい。

疑問(10):加熱式タバコはいいものだから、どんどん勧めるべきでは?

回答:加熱式タバコには紙巻タバコと変わらないほどの害があると予測され、決して勧めるべきものではないと考える。

すでに加熱式タバコを吸っている人への対応とは違い、まだ加熱式タバコを知らない人に加熱式タバコを勧めるのはNGだろう。まだ電子タバコを勧めるなら、事情によっては許容される可能性もある。英国政府のようにやれることを全部やってもダメな場合に電子タバコも試してみたい、というようなケースだ。しかし、電子タバコにしてもホルムアルデヒドなどの有害物質が大量に出ているケースもあり、注意を要する。

さいごに ——新型タバコの本当のリスク——

簡単にだまされてはいけない。

社会に存在しているからといって、それは社会的に許されたものだと、簡単に受け入れてはいけないのである。

筆者が医学部の学生だった頃、友達や先輩の多くがタバコを吸っていた。筆者も一度タバコを買ったことがある。初めて吸った1本でむせた。まずかった。それでもタバコを捨てはしなかった。3本目を吸ってみようとしたときに買ってから10ヶ月ぐらい経っていて、タバコが湿気《しっけ》ていたから捨てた。深く考えていなかったが、幸いタバコを吸うようにはならなかった。

その後、医学部の授業でタバコの害を習ったこともあったが、ごく簡単な内容しか伝えられなかったせいか、タバコ問題の大きさには気付かなかった。あまり真剣に考えなかったせいかもしれない。

大学4年生になって、テスト勉強をしなければならないというタイミングで、タバコについて少し真剣に考えたことがあった。タバコ問題を理解するというよりも、むしろ混乱した。こんなにも悪いものをなぜこんなにも多くの人が吸っているのか、と。テストが終わるとともに関心は薄れ、結局、タバコ問題をきちんと理解するには至らなかった。

タバコ問題を自分事《じぶんごと》にして関心を持ち続けなければ、タバコ問題をきちんと理解することはできないのである。実は、タバコ問題はとても複雑だ。タバコ問題の長い歴史に加えて、タバコ産業という意図的にタバコ対策を妨害してきた勢力があることも問題を難しくしている。一般的に医学部の授業で伝えられるような表層的なタバコ問題の内容から、タバコ問題の深い闇に気付くことはできない。タバコ問題には、タバコ産業という明確な妨害者が存在するという特徴があり、世の中が歪められていると認識しなければ見えてこない部分があり、そのために多くの人がだまされてしまっているのである。

新型タバコ問題は、さらに複雑だ。新型タバコ問題を理解するためには、その背景にある従来のタバコ問題を理解しなければならないからだ。本書では、新型タバコ問題を理解するために必要だと考えられるタバコ問題についてもできるだけ丁寧に伝えるように努めた。しかし、タバコ問題全般について十分には伝えられていないものと思う。なにしろ、タバコ問題だけで本が何冊も書けるほどの情報量なのである。(46)

(46) いわゆるタバコ白書だけでも600ページを超える情報量である。

だからといって、タバコ問題、そして新型タバコ問題と向き合うことをあきらめないでほしい。日本人が死亡する原因のうち、最も多い原因がタバコだとわかっているのだ。日本人の死亡に関連している変えることができる原因のうち、「タバコを吸うこと」と「高血圧」がダントツの1位と2位であった。[42] 人のいのちを大切にするために最も優先するべき対策の1つがタバコ対策なのである。

新型タバコが出てきた本当の理由は何だろうか？

おそらくその答えはタバコ産業の中にあるだろう。

タバコ問題をより複雑にして、人々がタバコ問題を適確に理解できないようにするために新型タバコが出てきたのかもしれない。

これまでずっとタバコ産業は、タバコ問題について人々が理解しないように仕向け、少しでも長くタバコから利益が得られるようにと戦略を練ってきた。新型タバコもその戦略の中の1つのピースだと考えられる。10年後、20年後の社会でタバコ、新型タバコがどうなっているか？　それをみれば、新型タバコが出てきた本当の理由についてデータの分析結果とともに説明できるかもしれない。言ってみれば、人類は新型タバコによる人体実験を始めたところなのだ。我々は新型タバコに対して関心を持ち続けて、タバコ問題がどうなっていくのか観察し続けなければならない。

本書の**第6章**で述べたように、すでに社会は新型タバコの影響を強く受けている。日本のタバコ対策は全て新型タバコの登場により難しくさせられているのだ。それが理由で、日本のタバコ対策が遅れてしまうだろうと予測する。将来、新型タバコの普及とタバコ対策の停滞の関連性が証明されるかもしれない。

世の中は正しくはできていない

残念ながら、世の中は正しくはできていない。

タバコが合法のまま、社会に存在していることだけからでも、確かにそうだと理解してもらえるだろう。

もちろん、正しいことを主張したとしてもそうなるとは限らない。

タバコ問題の場合には、従来の強力なタバコ利権の構造ができあがっており、タバコ会社など一部のステークホルダーの主張が通りやすく、社会に大きな影響を与えている。

それが、我々が生きている現実社会である。

人々のタバコに対する認識はタバコ産業によって誘導され、世論は激しく歪められている。タバコ問題についても世論が決めていくこととなるのである。

ポピュリズム政治をみていると残念な気持ちになる。社会のルールとはいえ、専門的で特殊な問題を多数決で解決しようとしているように感じる。例えば、物理学の難問を多数決で決めると間違う確率は高いだろう。物理学の難問は、物理学者に任せるべきなのだ。もちろん優秀で信頼できる真《まっとう》っ当な物理学者に。

たとえ、正しい情報であっても、それがきちんと伝えられるわけではない。

社会には情報があふれている。

正しい情報も誤った情報も大量の情報が出回っている中で、私たちはどの情報に基づいて意思決定していくのか取捨選択していかなければならない。全ての人が全ての分野の専門知識を身につけるのは不可能である。個々の専門家が、人々が正確な情報に基づいて意思決定できるように、正確な情報を人々に伝えていかなければならない。

筆者はタバコ問題の専門家として総合的に判断して、加熱式タバコを吸っている本人への害は紙巻タバコと変わらないぐらいに大きいだろうと予測した（**第5章**参照）。日本は今、加熱式タバコの実験場となっている（**第1章第4節**参照）。日本には、すでに新型タバコを吸っているという人が成人の約10％もいるのだ。それが現実だ。新型タバコが紙巻タバコの禁煙を阻害する可能性もあり、新型タバコのために日本人におけるタバコの害が長期にわたり持続してしまうかもしれない。

当然ではあるが、筆者の見解が常に正しいということはありえない。本書に記した情報はほとんどが科学的根拠(47)に基づく記述であるが、一部の見解は単純な集計データやこれまでのエビデンスに基づく推論である。もちろん予測が全部当たるとは限らない。将来、みてみたら、違っていることもあるだろう。間違っているとわかった場合には、間違えを認め、速やかに修正したいと思う。今後も現実社会のデータに基づく検証・アップデートを繰り返し実施していきたい。

程度の問題

タバコの問題に限らず、だいたいの社会問題はゼロかイチかの問題ではなく、程度の問題である。

我々の生活環境には、タバコがなくても、ホルムアルデヒドなどの発がん性物質が存在している。あるかないかでいえば、あるのである。ホルムアルデヒドなどの有害物質が住居の建材から放出されたり、料理でも加熱や燃焼に伴う有害物質が発生したりする。しかし、程度が低い。環境基準等が定められており、それを満たせば、基本的に健康被害はないと考えてよい。しかし、タバコの場合は、その基準が定められていない。タバコだけはたばこ事業法という法律のもと特別扱いされているのだ。タバコにはさまざまな有害物質が含まれ、その程度は高いにもかかわらず、である。だからこそ、屋内を禁煙にしようという法律ができたともいえる。タバコという有害物質に対する基準は、屋内では絶対に吸ってはいけないという基準なのである。

新型タバコの登場により、タバコに対する基準が歪められてしまうかもしれない。

新型タバコに関連して、日本でもハーム・リダクションの議論が活発化することとなるだろ

(47) 論文やレポートなどの学術的資料やデータ、エビデンス、タバコ会社の内部資料や歴史的資料などの分析を総合して科学的根拠とする。

う。新型タバコ問題も、程度の問題である。

我々は議論を続けていかなければならない。筆者のタバコ問題におけるハーム・リダクションに対する考えは**第5章第7節**に書いた。議論の出発点とできればと思う。

タバコの被害をできるだけ減らしたいと考えているが、それも程度の問題だ。ニュージーランドでは「〝タバコのない社会〟というものを、喫煙率を5％未満にすることと定義した」との話がある。5％でも多すぎると主張する人もいるだろうし、5％なら十分少ないという人もいるだろう。日本では、まだ成人の約20％が紙巻タバコを吸っている、そして、成人の約10％が新型タバコを吸っている、それが今の日本の現実だ。

筆者は、〝タバコのない社会〟を作りたいと思っている。それが、人を大切にする方法だと考えるからだ。しかし、それは、必ずしも喫煙率0％の社会にしようということではない。たとえ、タバコを違法薬物と同様に禁止できたとしても0％にはできないだろう。しかも、残念ながら、すぐには実現できない。タバコは明らかに有害なものだとわかっているが、まだしばらく禁止とはできそうにない。

少しずつタバコのない社会へと近づけていくしかないのである。社会の現実に向き合い、少しずつでもあるべき姿、人を大切にする社会へと変えていきたいと思っている。

結局のところ、我々はどうすればよいのか？

皮肉にもアイコスのパンフレットが教えてくれている。小さな薄い字で書かれていて読みにくいのだが、アイコスのパンフレットには一番いい方法が書かれている（95ページ、図表4-8参照）。

一番良いのは、紙巻タバコも新型タバコも両方止めることである。

感謝を伝えて本稿を閉じたい。本書をまとめるにあたり、株式会社内外出版社の池田孝氏、株式会社醍醐味エンタープライズの石田雅彦氏には、大変お世話になった。禁煙支援、タバコ対策や医学、公衆衛生学、疫学などの全ての分野において、皆様とともに活動し、考えてきたからこそ、この本を書くことができた。お世話になった皆様に心から感謝申し上げる。また本書を作成するにあたり、JSPS科研費JP18H03062の助成を受けた。最後に、いつも心の支えとなってくれている妻の真琴と息子の大葵に感謝する。

2019年2月7日

田淵貴大

田淵 貴大（たぶち・たかひろ）

医師・医学博士。専門は、公衆衛生学（社会医学）・タバコ対策。1976年生まれ。2001年3月岡山大学医学部卒。血液内科臨床医として勤務したのち、大阪大学大学院にて公衆衛生学を学ぶ（2011年医学博士取得）。2011年4月から大阪国際がんセンターがん対策センター勤務。現在、同がん対策センター疫学統計部の副部長。大阪大学や大阪市立大学の招聘教員。著者としてタバコ問題に関する論文を多数出版。日本公衆衛生学会、日本癌学会など多くの学会で、タバコ対策専門委員会の委員を務める。2016年日本公衆衛生学会奨励賞受賞。2018年後藤喜代子・ポールブルダリ科学賞受賞。現在、主にタバコ対策および健康格差の研究に従事。Facebookでもタバコ対策関連情報を発信中。
https://www.facebook.com/takahiro.tabuchi.92

新型タバコの本当のリスク

アイコス、グロー、プルーム・テックの科学

発行日	2019年3月22日　第1刷 2025年5月1日　第4刷
著者	田淵貴大
発行者	清田名人
発行所	株式会社内外出版社 〒110-8578　東京都台東区東上野2-1-11 電話　03-5830-0368（販売部） 電話　03-5830-0237（編集部） https://www.naigai-p.co.jp
DTP	照山裕爾（有限会社ミニマム）
装幀	菊池祐
企画・編集協力	石田雅彦（株式会社醍醐味エンタープライズ）
印刷・製本	日経印刷株式会社

ISBN　978-4-86257-445-9

索　引

タ行

ナ行

ハ行

マ行

ヤ行

ラ行

ABC

参考文献

第1章

【1】 Tabuchi T, Gallus S, Shinozaki T et al. Heat-not-burn tobacco product use in Japan: its prevalence, predictors and perceived symptoms from exposure to secondhand heat-not-burn tobacco aerosol. Tobacco Control 2018; 27: e25-e33.

【2】 Tabuchi T, Shinozaki T, Kunugita N et al. Study Profile: The Japan "Society and New Tobacco" Internet Survey (JASTIS): A longitudinal internet cohort study of heat-not-burn tobacco products, electronic cigarettes and conventional tobacco products in Japan. Journal of Epidemiology 2018. Online Published.

【3】 2017年7月5日 日本経済新聞 夕刊；2017年7月3日 Bloomberg 記事

第2章

【4】 田淵貴大．日本における加熱式タバコ及び電子タバコの使用状況．欅田尚樹編．厚生労働科学特別研究事業 平成29年度事業実績報告書：非燃焼加熱式たばこにおける成分分析の手法の開発と国内外における使用実態や規制に関する研究．2018年7月 http://mhlw-grants.niph.go.jp/niph/search/NIDD00.do?resrchNum=201706006A

第3章

【5】 Weng MW, Lee HW, Park SH, et al. Aldehydes are the predominant forces inducing DNA damage and inhibiting DNA repair in tobacco smoke carcinogenesis. PNAS; Proceedings of the National Academy of Sciences of the United States of America 2018; 115(27): E6152-E6161.

【6】 WHO study group on tobacco product regulation. Report on the scientific basis of tobacco product regulation: fifth report of a WHO study group. In WHO Technical report series; 989. Geneva, Switzerland: World Health Organization 2015.

【7】 FDA: Guidance for Industry Reporting Harmful and Potentially Harmful Constituents in Tobacco Products and Tobacco Smoke Under Section

904(a)(3) of the Federal Food, Drug, and Cosmetic Act. 2012. https://www.fda.gov/downloads/TobaccoProducts/Labeling/RulesRegulationsGuidance/UCM297828.pdf
【8】 Simonavicius E, McNeill A, Shahab L, Brose LS. Heat-not-burn tobacco products: a systematic literature review. Tobacco Control 2018. Online Published.
【9】 Uchiyama S, Noguchi M, Takagi N et al. Simple Determination of Gaseous and Particulate Compounds Generated from Heated Tobacco Products. Chemical Research in Toxicology 2018; 31: 585-593. https://pubs.acs.org/doi/full/10.1021/acs.chemrestox.8b00024
【10】 St Helen G, Jacob Iii P, Nardone N, Benowitz NL. IQOS: examination of Philip Morris International's claim of reduced exposure. Tobacco Control 2018. Online Published.

第4章

【11】 2017年7月3日 Bloomberg 記事
【12】 松沢成文 . JT、財務省、たばこ利権？日本最後の巨大利権の闇 . ワニブックス 2013年
【13】 Elias J, Dutra LM, St Helen G, Ling PM. Revolution or redux? Assessing IQOS through a precursor product. Tobacco Control 2018; 27: s102-s110.
【14】 U.S. Department of Health and Human Services, Centers for Disease Control, Office on Smoking and Health. The Health Consequences of Involuntary Smoking: A Report of the Surgeon General. Rockville, USA 2006. https://www.cdc.gov/tobacco/data_statistics/sgr/2006/index.htm
【15】 国立がん研究センターウェブサイト 情報提供：受動喫煙と肺がんに関する JT コメントへの見解 2016年9月28日 https://www.ncc.go.jp/jp/information/pr_release/2016/0928/index.html
JT ウェブサイト 喫煙と健康に関する JT の考え方：環境中たばこ煙 https://www.jti.co.jp/tobacco/responsibilities/guidelines/responsibility/smoke/index.html
WebCite® によりアーカイブした（http://www.webcitation.org/74xjjNfmE）
【16】 Levin MA. 日本タバコ規制推進活動を行う皆様に私から伝えたい5つのこと 第8回日本禁煙学会学術総会特別講演沖縄コンベンションセンター 2014年11月15日 日本禁煙学会雑誌 2015; 10: 13-18.
【17】 Eriksen M, Mackay J, Schluger N et al. The Tobacco Atlas, Fifth Edition:

Revised, Expanded, and Updated. Atlanta, USA: American Cancer Society; 2015.

第5章

【18】 Stephens WE. Comparing the cancer potencies of emissions from vaporised nicotine products including e-cigarettes with those of tobacco smoke. Tobacco Control 2018; 27: 10-17.

【19】 Fowles J, Dybing E. Application of toxicological risk assessment principles to the chemical constituents of cigarette smoke. Tobacco Control 2003; 12: 424-430.

【20】 Simonavicius E, McNeill A, Shahab L, Brose LS. Heat-not-burn tobacco products: a systematic literature review. Tobacco Control 2018. Online Published.

【21】 Tabuchi T, Gallus S, Shinozaki T et al. Heat-not-burn tobacco product use in Japan: its prevalence, predictors and perceived symptoms from exposure to secondhand heat-not-burn tobacco aerosol. Tobacco Control 2018; 27: e25-e33.

【22】 Leffondre K, Abrahamowicz M, Siemiatycki J, Rachet B. Modeling smoking history: a comparison of different approaches. American Journal of Epidemiology 2002; 156: 813-823. Flanders WD, Lally CA, Zhu BP et al. Lung cancer mortality in relation to age, duration of smoking, and daily cigarette consumption: results from Cancer Prevention Study II. Cancer Research 2003; 63: 6556-6562.

【23】 Weng MW, Lee HW, Park SH et al. Aldehydes are the predominant forces inducing DNA damage and inhibiting DNA repair in tobacco smoke carcinogenesis. PNAS; Proceedings of the National Academy of Sciences of the United States of America 2018; 115: E6152-E6161.

【24】 Nabavizadeh P, Liu J, Havel CM, et al. Vascular endothelial function is impaired by aerosol from a single IQOS HeatStick to the same extent as by cigarette smoke. Tobacco Control 2018; 27(Suppl 1): s13-s19.

【25】 Leffondre K, Abrahamowicz M, Siemiatycki J, Rachet B. Modeling smoking history: a comparison of different approaches. American Journal of Epidemiology 2002; 156: 813-823. Flanders WD, Lally CA, Zhu BP et al. Lung cancer mortality in relation to age, duration of smoking, and daily cigarette consumption: results from Cancer Prevention Study II. Cancer Research

2003; 63: 6556-6562.
【26】 FDAのTobacco Products Scientific Advisory Committee (TPSAC)の議事録 https://www.fda.gov/downloads/AdvisoryCommittees/CommitteesMeetingMaterials/TobaccoProductsScientificAdvisoryCommittee/UCM599236.pdf WebCite® によりアーカイブした（http://www.webcitation.org/75PjenxjQ）
【27】 e- ヘルスネット「ニコチン依存症」https://www.e-healthnet.mhlw.go.jp/information/dictionary/tobacco/yt-052.html
【28】 Tabuchi T, Gallus S, Shinozaki T et al. Heat-not-burn tobacco product use in Japan: its prevalence, predictors and perceived symptoms from exposure to secondhand heat-not-burn tobacco aerosol. Tobacco Control 2018; 27: e25-e33.
【29】 Ikeda N, Inoue M, Iso H et al. Adult mortality attributable to preventable risk factors for non-communicable diseases and injuries in Japan: a comparative risk assessment. PLoS Medicine 2012; 9: e1001160.
【30】 Callahan-Lyon P. Electronic cigarettes: human health effects. Tobacco Control 2014; 23 Suppl 2: ii36-40.
【31】 Higham A, Bostock D, Booth G et al. The effect of electronic cigarette and tobacco smoke exposure on COPD bronchial epithelial cell inflammatory responses. International Journal of Chronic Obstructive Pulmonary Disease 2018; 13: 989-1000.
【32】 Polosa R, Morjaria JB, Prosperini U et al. Health effects in COPD smokers who switch to electronic cigarettes: a retrospective-prospective 3-year follow-up. International Journal of Chronic Obstructive Pulmonary Disease 2018; 13: 2533-2542. Bowler RP, Hansel NN, Jacobson S et al. Electronic Cigarette Use in US Adults at Risk for or with COPD: Analysis from Two Observational Cohorts. Journal of General Internal Medicine 2017; 32: 1315-1322.

第6章

【33】 World Health Organization. WHO report on the global tobacco epidemic 2017 (MPOWER). 2017. https://www.who.int/tobacco/global_report/en/
【34】 いわゆるタバコ白書。厚生労働省 喫煙の健康影響に関する検討会 . 喫煙と健康 喫煙の健康影響に関する検討会報告書 2016. http://www.mhlw.go.jp/stf/shingi2/0000135586.html

【35】 Barrington-Trimis JL, Leventhal AM. Adolescents' Use of "Pod Mod" E-Cigarettes - Urgent Concerns. New England Journal of Medicine 2018; 379: 1099-1102. Ramamurthi D, Chau C, Jackler RK. JUUL and other stealth vaporisers: hiding the habit from parents and teachers. Tobacco Control 2018. Online Published.
【36】 ロイター通信2018年5月16日の記事 https://jp.reuters.com/article/special-report-iqos-idJPKCN1IH135
【37】 Eriksen M, Mackay J, Schluger N et al. The Tobacco Atlas, Fifth Edition: Revised, Expanded, and Updated. Atlanta, USA: American Cancer Society, 2015.
【38】 David A, Esson K, Perucic A, Fitzpatrick C. Tobacco use: equity and social determinants. In Blas E, Kurup A (eds): Equity, social determinants and public health programmes. Geneva, Switzerland: World Health Organization 2010; 199-217.

第7章

【39】 Jacob P, 3rd, Benowitz NL, Destaillats H et al. Thirdhand Smoke: New Evidence, Challenges, and Future Directions. Chemical Research in Toxicology. 2017; 30: 270-294.
【40】 日本呼吸器学会ウェブサイト http://www.jrs.or.jp/uploads/uploads/files/photos/hikanetsu_kenkai.pdf
【41】 世界保健機関 加熱式タバコ製品情報シート http://www.who.int/tobacco/publications/prod_regulation/heat-not-burn-products-information-sheet/en/

さいごに

【42】 Ikeda N, Inoue M, Iso H et al. Adult mortality attributable to preventable risk factors for non-communicable diseases and injuries in Japan: a comparative risk assessment. PLoS Medicine 2012; 9: e1001160.